AF880967

É fácil perder-se no mundo do cancro

Deixe-se guiar pelas NCCN Guidelines for Patients®

✓ Guias passo a passo com as opções de cuidados oncológicos que provavelmente têm os melhores resultados

✓ Baseiam-se nas diretrizes de tratamento utilizadas por prestadores de cuidados de saúde em todo o mundo

✓ Concebidas para ajudá-lo a falar sobre o tratamento do cancro com os seus médicos

National Comprehensive Cancer Network®

As NCCN Guidelines for Patients® são desenvolvidas pela National Comprehensive Cancer Network® (NCCN®)

NCCN

- ✓ Uma aliança de centros oncológicos proeminentes dos Estados Unidos dedicada à investigação, à educação e aos cuidados dos doentes

Centros oncológicos que fazem parte da NCCN: NCCN.org/cancercenters

NCCN Clinical Practice Guidelines in Oncology (NCCN Guidelines®)

- ✓ Desenvolvidas por especialistas dos centros oncológicos da NCCN com base nas investigações mais recentes e nos vários anos de experiência
- ✓ Para prestadores de cuidados oncológicos em todo o mundo
- ✓ Recomendações de especialistas relativamente ao rastreio, diagnóstico e tratamento do cancro

Acesso gratuito online em NCCN.org/guidelines

NCCN Guidelines for Patients

- ✓ Apresentam informações das NCCN Guidelines num formato fácil de aprender
- ✓ Para pessoas com cancro e para quem lhes presta cuidados
- ✓ Explicam as opções de cuidados oncológicos que provavelmente têm os melhores resultados

Acesso gratuito online em NCCN.org/patientguidelines

Estas NCCN Guidelines for Patients baseiam-se nas NCCN Guidelines® for B-Cell Lymphomas, Versão 4.2022 – 9 de junho de 2022

© 2022 **National Comprehensive Cancer Network, Inc. Todos os direitos reservados.** As NCCN Guidelines for Patients e respetivas ilustrações não podem ser reproduzidas de nenhuma forma para qualquer efeito sem a autorização expressa por escrito da NCCN. Ninguém, incluindo médicos ou doentes, pode utilizar as NCCN Guidelines for Patients para qualquer fim comercial e não pode alegar, declarar ou insinuar que as NCCN Guidelines for Patients que tenham sido modificadas de alguma forma derivam de, baseiam-se em, estão relacionadas com ou surgem das NCCN Guidelines for Patients. As NCCN Guidelines estão em constante evolução, pelo que podem ser redefinidas sempre que sejam disponibilizados novos dados significativos. A NCCN não presta nenhuma garantia relativamente ao seu conteúdo, utilização ou aplicação e exime-se de qualquer responsabilidade pela sua aplicação ou utilização.

A **NCCN Foundation** procura apoiar os milhões de doentes e respetivas famílias afetados por um diagnóstico de cancro através do financiamento e da distribuição das NCCN Guidelines for Patients. A NCCN Foundation está também empenhada em desenvolver o tratamento do cancro ao financiar os médicos promissores da nação no centro de inovação em investigação na área do cancro. Para obter mais detalhes e a biblioteca completa dos recursos para doentes e cuidadores, visite NCCN.org/patients.

National Comprehensive Cancer Network (NCCN)/NCCN Foundation
3025 Chemical Road, Suite 100
Plymouth Meeting, PA 19462
215.690.0300

NATIONAL COMPREHENSIVE CANCER NETWORK®
NCCN FOUNDATION
Guiding Treatment. Changing Lives.

As NCCN Guidelines for Patients recebem financiamento da NCCN Foundation®

Para fazer uma doação ou obter mais informações, visite NCCNFoundation.org/donate ou envie um e-mail para PatientGuidelines@NCCN.org.

Apoio adicional prestado pela

Família Gaffney-Mohr

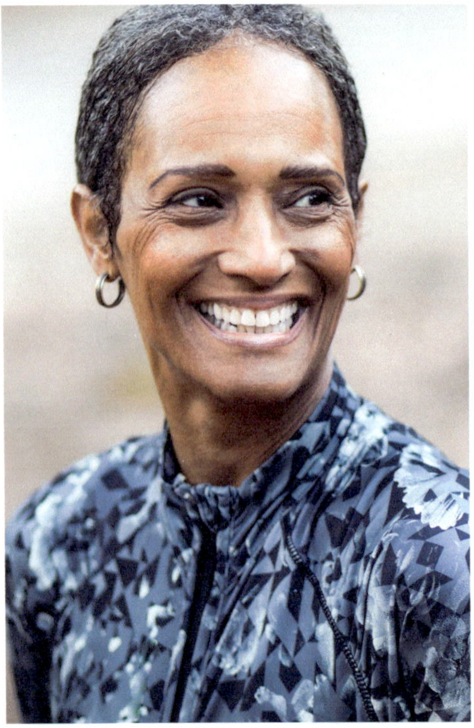
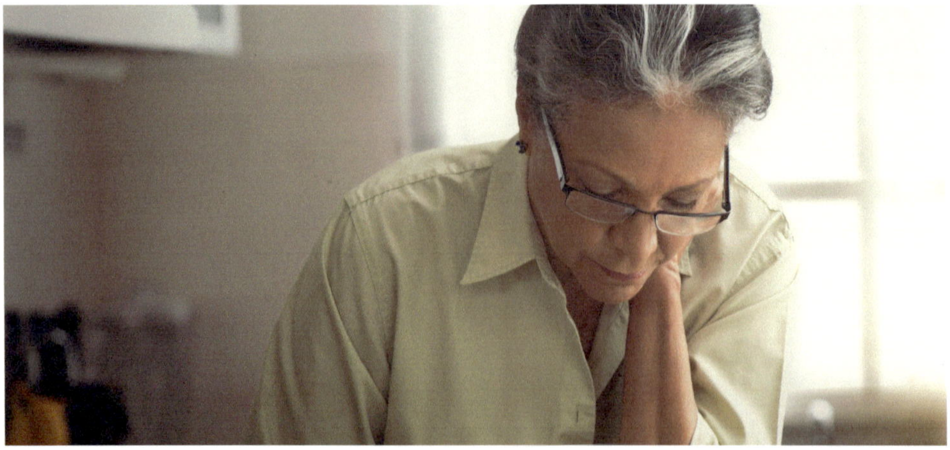
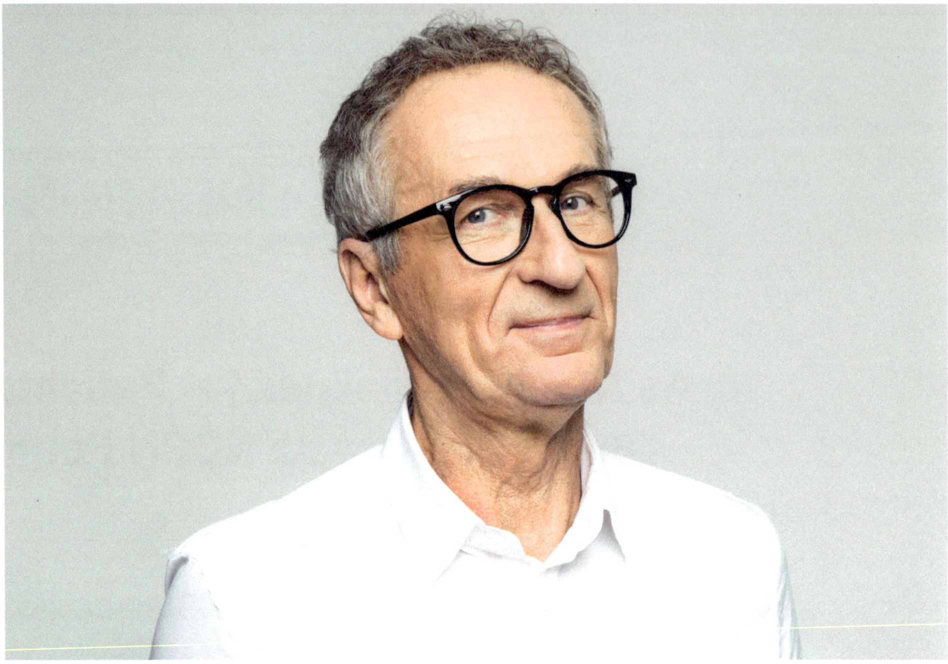
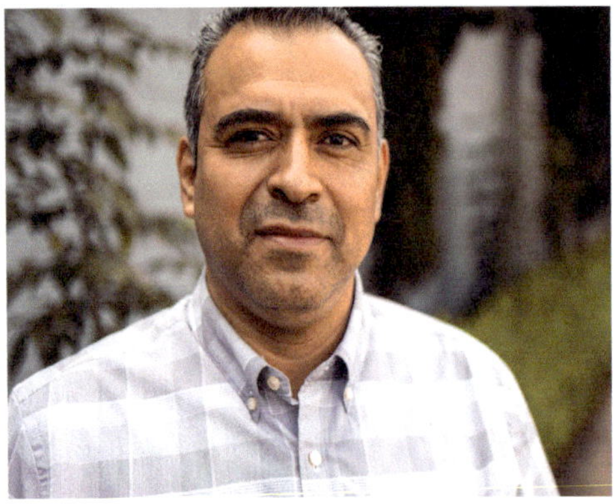
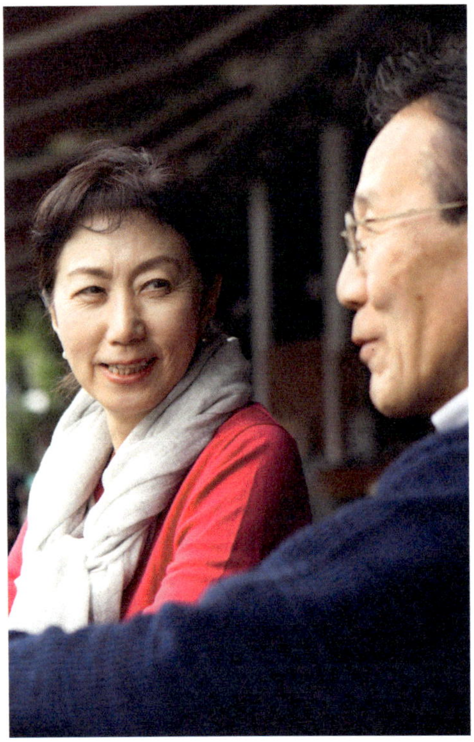
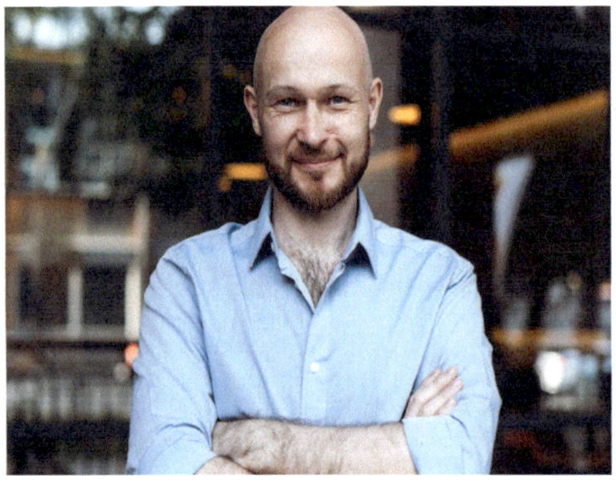
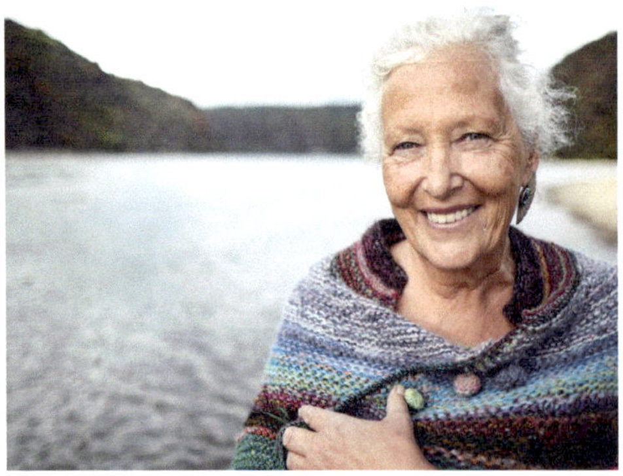
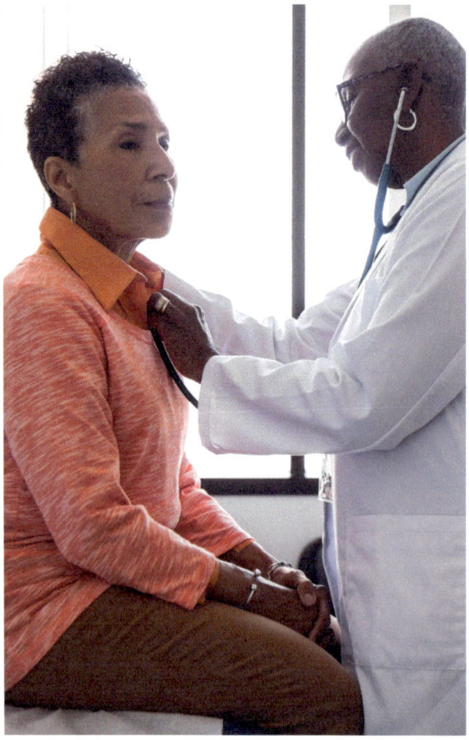

Conteúdos

1
Noções básicas sobre o linfoma

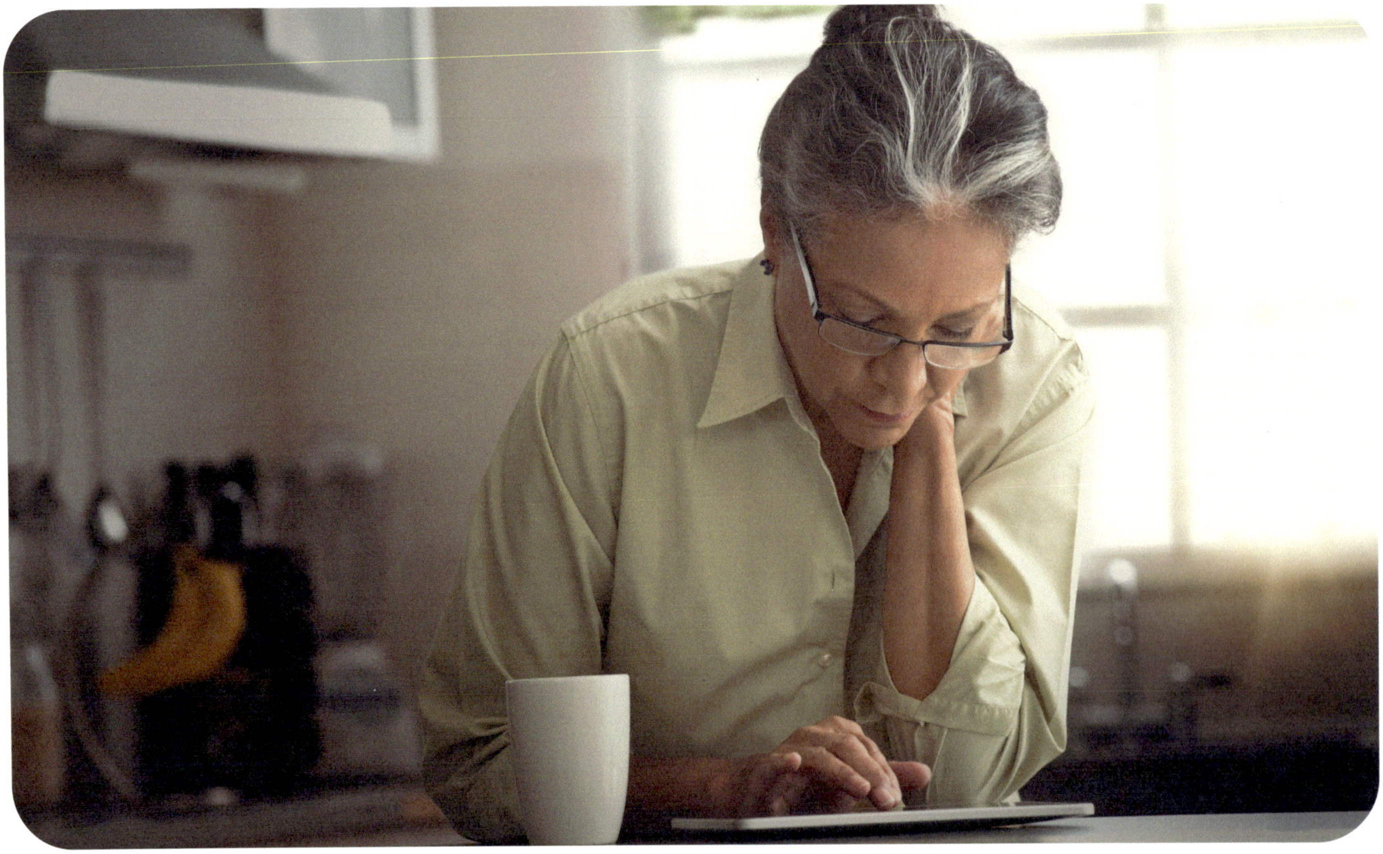

O linfoma difuso de grandes células B (DLBCL) é o tipo mais comum de linfoma não Hodgkin. Os linfomas não Hodgkin (NHL) começam nos linfócitos, um tipo de glóbulo branco. O DLBCL é um cancro de crescimento rápido, que afeta tecidos e órgãos, tais como a medula óssea, baço, timo, gânglios linfáticos e vasos linfáticos.

Sistema linfático

O linfoma é o tipo mais comum de cancro do sangue. Afeta o sistema linfático. O sistema linfático é uma parte essencial do sistema imunitário do corpo. É uma rede de tecidos e órgãos que combatem os germes, que inclui a medula óssea, baço, timo, gânglios linfáticos e vasos linfáticos.

Os vasos linfáticos são uma rede de tubos finos que transportam líquido linfático (linfa) e glóbulos brancos para todos os tecidos do organismo. A linfa fornece água e alimento às células. Os glóbulos brancos ajudam a combater infeções e doenças.

À medida que a linfa percorre o organismo, passa por centenas de pequenas estruturas em forma de feijão, denominadas gânglios linfáticos. Os gânglios linfáticos produzem células imunitárias que ajudam a combater as infeções do corpo. Também filtram o líquido linfático e removem materiais estranhos, como bactérias e células cancerígenas.

Sistema linfático

O sistema linfático faz parte do seu sistema imunitário. Inclui a medula óssea, baço, timo, gânglios linfáticos e vasos linfáticos.

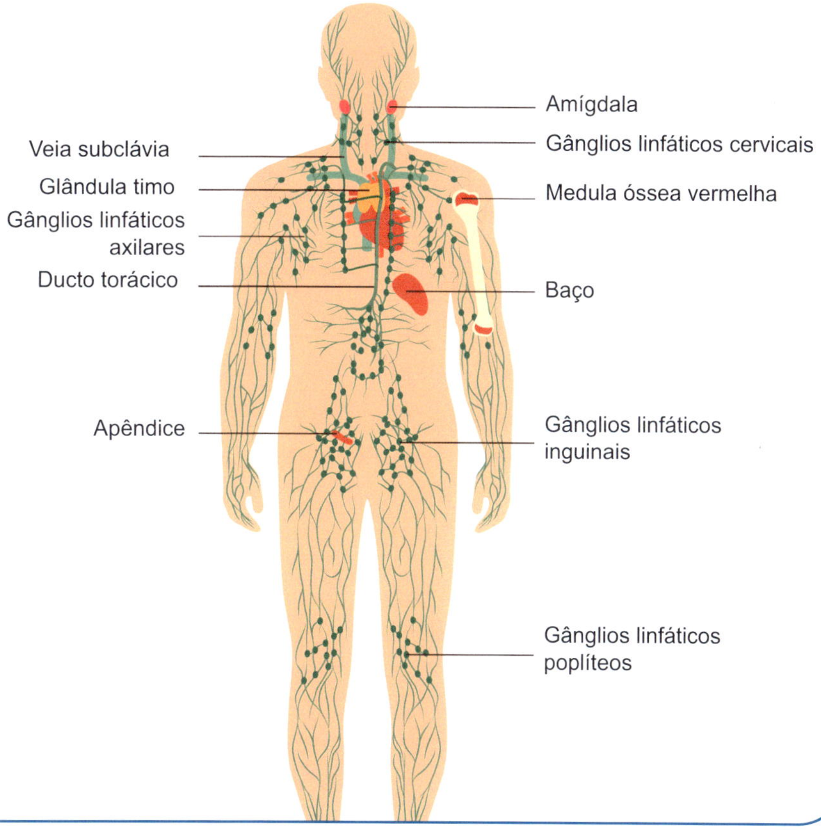

Linfócitos

O linfoma não Hodgkin (NHL) é um cancro do sistema imunitário que começa nos linfócitos, um tipo de glóbulo branco. Os glóbulos brancos combatem as infeções. Os linfócitos encontram-se tanto no sangue como no tecido linfático. O tecido linfático inclui vasos linfáticos e gânglios linfáticos. Normalmente, os linfócitos aumentam em resposta às infeções ou inflamações. Quando aumentam espontaneamente, podem transformar-se num linfoma.

Existem três principais tipos de linfócitos:

- Os linfócitos B ou células B produzem anticorpos. Um anticorpo é uma proteína.
- Os linfócitos T ou células T ajudam a matar as células tumorais e a controlar as respostas imunitárias.
- As células assassinas naturais (NK) possuem grânulos (pequenas partículas) com enzimas que conseguem matar células tumorais ou células infetadas com um vírus.

O linfoma não Hodgkin (NHL) pode formar-se a partir de linfócitos de células B, células T ou células NK. O linfoma difuso de grandes células B começa nas células B. As células B produzem anticorpos que são utilizados para atacar bactérias, vírus e toxinas invasores. As moléculas de anticorpos agarram-se às bactérias ou vírus invasores e destroem-nos.

DLBCL

O linfoma difuso de grandes células B (DLBCL) é o tipo mais comum de linfoma não Hodgkin. Representa cerca de 3 em cada 10 NHL. Os tumores de grandes células, de crescimento rápido, encontram-se frequentemente nos gânglios linfáticos, baço, fígado, medula óssea ou noutros tecidos e órgãos. Os sintomas incluem febre, suores noturnos e perda de peso. Nem todos têm os mesmos sintomas e os tumores podem aparecer em qualquer parte do corpo.

Subtipos de DLBCL

Existem vários subtipos de linfoma difuso de grandes células B. Se tiver DLBCL juntamente com outro linfoma, será muito provavelmente tratado como DLBCL. Relativamente aos subtipos de DLBCL contemplados neste livro, consulte o Guia 1.

> “
>
> Não tinha nenhum dos sintomas típicos de DLBCL. A minha experiência nada teve de típica. Era jovem, com 20 e tal anos, e tinha DLBCL num osso do meu pé.”

Guia 1 **Subtipos de DLBCL**
DLBCL, não especificado (NOS) (inclui centro germinativo e centro não-germinativo) • Centro germinativo (ou centro folicular) não é o mesmo que linfoma folicular (FL) e pode ocorrer no DLBCL e no linfoma de Burkitt.
DLBCL com linfoma folicular (FL) de qualquer grau
DLBCL com linfoma de tecido linfoide associado à mucosa (MALT) gástrico
DLBCL com linfoma de MALT não gástrico
Linfoma intravascular de grandes células B
DLBCL associado a inflamação crónica
Linfoma de grandes células B ALK positivo (estes são, na maioria das vezes, CD20 negativo e não é necessário rituximab)
DLBCL com vírus Epstein-Barr positivo (EBV positivo), (NOS)
Linfoma de grandes células B rico em células T/histiócitos
Linfoma de grandes células B com rearranjo do *IRF4*
DLBCL duplo expressor
Linfoma primário do mediastino de grandes células B (PMBL)
Linfoma da zona cinzenta
Linfomas de células B de alto grau com translocações de *MYC* e *BCL2* e/ou *BCL6* (linfoma de duplo ou triplo golpe)
Linfomas de células B de alto grau, NOS
DLBCL cutâneo primário, tipo perna

Informações sobre subtipos **não** contemplados neste livro:

- **Linfoma cutâneo primário da zona marginal (PCMZL) e linfoma de centro folicular cutâneo primário (PCFCL)** - Para obter mais informações, leia as *NCCN Guidelines for Patients: Primary Cutaneous Lymphoma* e *NCCN Guidelines for Patients: Follicular Lymphoma*, disponíveis em NCCN.org/patientguidelines
- **DLBCL primário do sistema nervoso central (SNC)** - Para obter mais informações, leia as *NCCN Guidelines for Patients: Primary Central Nervous System Lymphoma*, disponíveis em NCCN.org/patientguidelines
- **DLBCL decorrente de leucemia linfocítica crónica (CLL) chamada transformação de Richter** - Para obter mais informações, leia as *NCCN Guidelines for Patients: Chronic Lymphocytic Leukemia*, disponíveis em NCCN.org/patientguidelines

As pessoas com linfoma difuso de grandes células B ou qualquer um dos respetivos subtipos devem ser tratadas em centros com experiência no seu tipo de cancro.

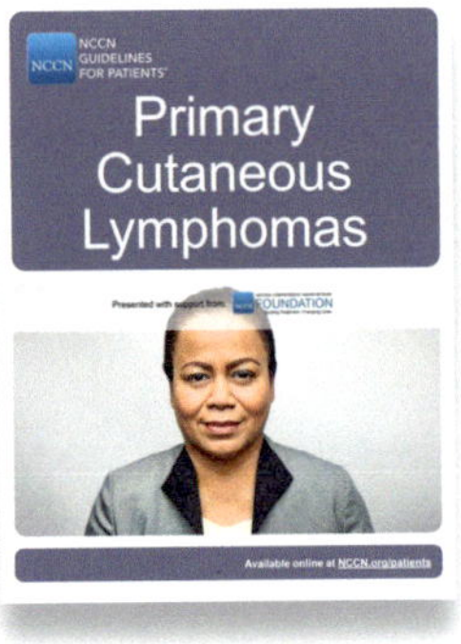

Linfoma cutâneo primário da zona marginal (PCMZL)

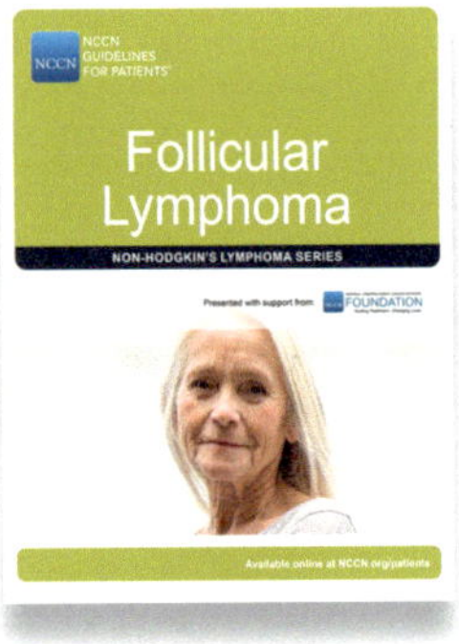

Linfoma de centro folicular cutâneo primário (PCFCL)

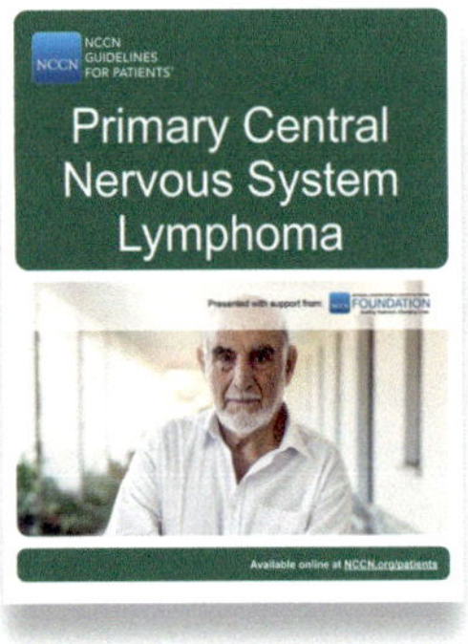

DLBCL primário do sistema nervoso central (SNC)

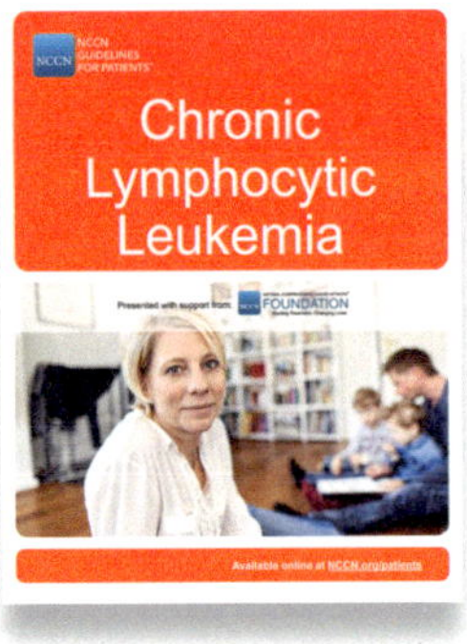

DLBCL decorrente de leucemia linfocítica crónica (CLL) chamada transformação de Richter

Pontos essenciais

- O sistema linfático é uma rede de tecidos e órgãos que ajuda o seu corpo a combater infeções e doenças. Faz parte do sistema imunitário.
- Os linfomas não Hodgkin (NHL) começam nos linfócitos, um tipo de glóbulo branco. Os glóbulos brancos combatem as infeções.
- O linfoma difuso de grandes células B (DLBCL) é o tipo mais comum de linfoma não Hodgkin (NHL).
- Os tumores de grandes células, de crescimento rápido, encontram-se frequentemente nos gânglios linfáticos, baço, fígado, medula óssea ou noutros tecidos e órgãos. Os sintomas incluem febre, suores noturnos e perda de peso.
- Existem vários subtipos de DLBCL.

Queremos a sua opinião!

O nosso objetivo é fornecer informações úteis e fáceis de compreender sobre o cancro.

Participe no nosso inquérito para sabermos o que fizemos bem e o que podemos fazer melhor:

NCCN.org/patients/feedback

2
Testes ao DLBCL

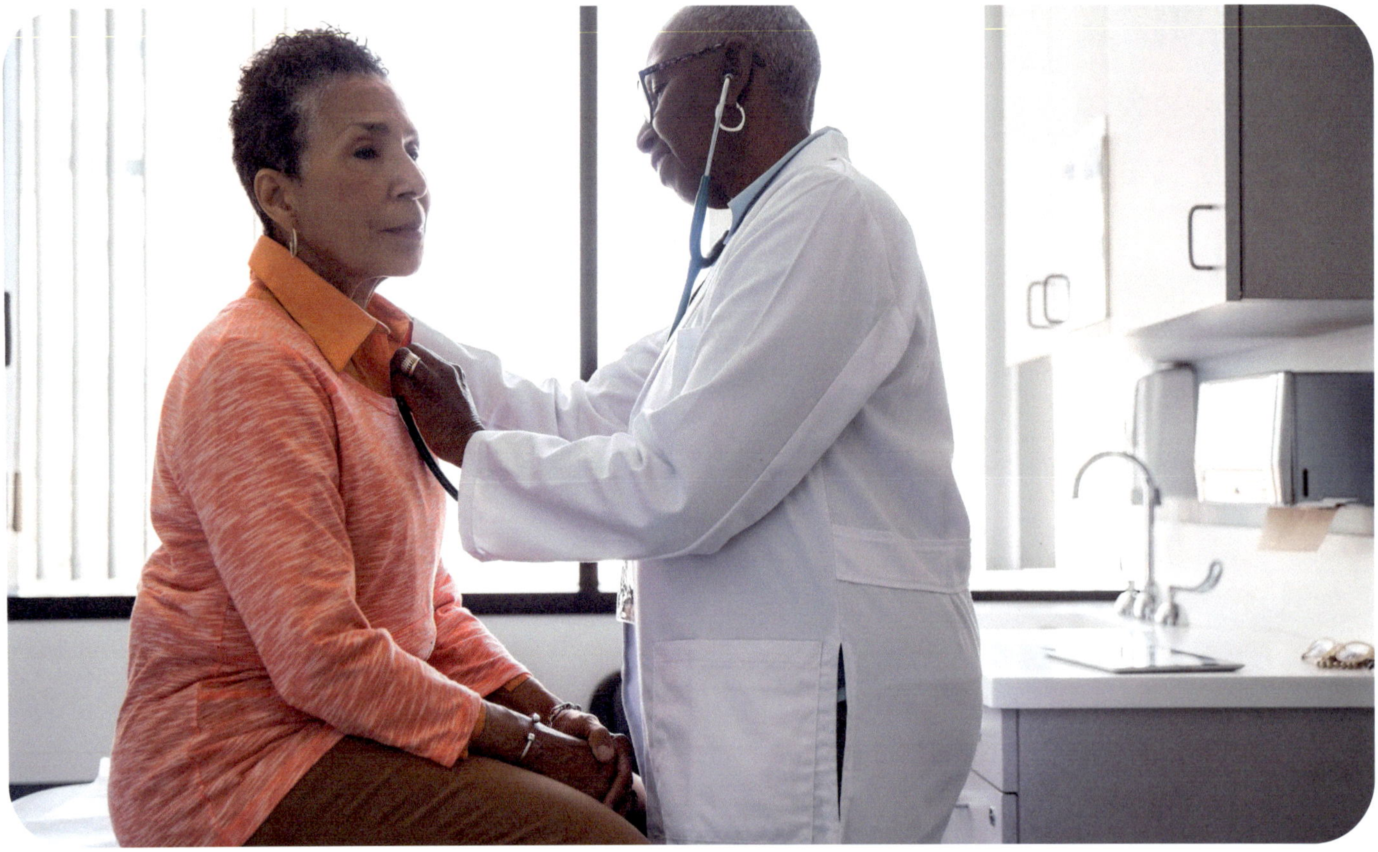

É necessário realizar testes precisos para diagnosticar e tratar o DLBCL. Este capítulo apresenta uma visão global dos testes que pode receber e o que esperar.

Resultados dos testes

Os resultados de estudos de imagiologia e biópsias serão utilizados para determinar o seu plano de tratamento. É importante que compreenda o que estes testes significam. Faça perguntas e guarde cópias dos resultados dos seus testes. Os portais para doentes online são uma excelente forma de aceder aos resultados dos seus testes.

Lembre-se do seguinte:

- Escolha um amigo, familiar ou colega que possa levá-lo às consultas, preparar as refeições ou oferecer apoio emocional durante o diagnóstico e tratamento.
- Se possível, leve alguém consigo às consultas médicas.
- Escreva perguntas e faça anotações durante as consultas. Não tenha medo de colocar perguntas à sua equipa de cuidados de saúde. Conheça melhor a sua equipa de cuidados de saúde e ajude-os também a conhecê-lo melhor.
- Faça cópias de análises ao sangue, resultados de imagiologia e relatórios sobre o seu tipo de cancro específico.
- Organize os seus documentos. Crie ficheiros para formulários de seguros, registos médicos e resultados de testes. Pode também fazê-lo no seu computador.
- Faça uma lista com as informações de contacto para os membros da sua equipa de cuidados de saúde. Adicione-a ao seu telefone. Pendure a lista no frigorífico ou

Criar um dossier médico

Um caderno ou dossier médico é uma excelente forma de organizar todos os seus registos num só lugar.

- Faça cópias de análises ao sangue, resultados de imagiologia e relatórios sobre o seu tipo de cancro específico. Será útil para quando pedir uma segunda opinião.
- Escolha um dossier que atenda às suas necessidades. Considere um bolso com fecho de correr para incluir uma pen, um pequeno calendário e os cartões do seguro.
- Crie pastas para formulários de seguros, registos médicos e resultados de testes. Pode também fazê-lo no seu computador.
- Utilize portais para doentes online para ver os resultados dos seus testes e outros registos. Transfira ou imprima os registos para adicioná-los ao seu dossier.
- Organize o seu dossier de maneira que resulte para si. Adicione uma secção para perguntas e anotações.
- Leve o seu dossier médico para as consultas. Nunca sabe quando pode precisar dele!

coloque-a num local onde alguém possa ter acesso a ela numa situação de emergência. Mantenha o seu médico de família informado sobre eventuais alterações efetuadas nessa lista. Recomenda-se que mantenha o contacto com o seu médico de família. São ótimos parceiros no que toca aos cuidados de saúde.

- Na sua lista de contactos, inclua informações sobre o subtipo exato de DLBCL, assim como qualquer tratamento e a respetiva data de início.

Testes de saúde em geral

Historial clínico

O historial clínico é um registo de todos os problemas de saúde e tratamentos que realizou na sua vida. Prepare-se para indicar qualquer doença ou lesão que tenha tido e quando a mesma aconteceu. Faça uma lista dos medicamentos que toma, antigos e novos, incluindo medicamentos de venda livre, medicamentos à base de plantas ou suplementos. Alguns suplementos interagem e afetam as prescrições passadas pelo seu médico. Fale com o seu médico sobre todos os seus sintomas. O historial clínico, por vezes denominado historial de saúde, irá ajudar a determinar qual o melhor tratamento para si.

Historial familiar

Alguns cancros e outras doenças podem ser hereditários. O seu médico fará perguntas sobre o historial de saúde dos familiares que sejam consanguíneos. Estas informações designam-se por historial familiar. Pergunte aos seus familiares, de ambos os lados da família, sobre os seus problemas de saúde, como doença cardíaca, cancro e diabetes, e com que idade foram diagnosticados. É importante saber o tipo de cancro específico, ou onde o cancro começou, e se está em vários locais.

Exame físico

Durante um exame físico, o prestador de cuidados de saúde pode:

- Verificar a sua temperatura, tensão arterial, pulsação e frequência respiratória
- Verificar a sua altura e peso
- Auscultar os seus pulmões e o coração
- Observar os seus olhos, ouvidos, nariz e garganta
- Fazer a palpação de partes do seu corpo para verificar se os órgãos têm um tamanho normal, se são moles ou duros ou se provocam dor quando pressionados. Diga ao seu médico se sentir dor.
- Fazer a palpação do seu pescoço e axilas para verificar se os gânglios linfáticos estão aumentados. Diga ao seu médico se sentir caroços ou dores.

Para conhecer os testes possíveis, consulte o Guia 2.

Leve consigo uma lista de todos os medicamentos, vitaminas, medicamentos de venda livre, medicamentos à base de plantas ou suplementos que está a tomar.

Guia 2 Testes
Biópsia, classificação histológica e revisão patológica
Imunofenotipagem com imunohistoquímica (IHC) e citometria de fluxo
Exame físico com atenção às áreas com gânglios, incluindo o anel de Waldeyer, e ao tamanho do fígado e do baço
Estado de desempenho (PS)
Sintomas B (febre, suores noturnos abundantes e perda de mais de 10 por cento do peso corporal ao longo de 6 meses)
Hemograma completo (CBC) com diferencial, lactato desidrogenase (LDH), painel metabólico abrangente e ácido úrico
Exame PET/CT (incluindo ao pescoço) e/ou CT do tórax/abdómen/pélvis com contraste
Cálculo do Índice de Prognóstico Internacional (IPI) que prevê a sobrevida geral e livre de progressão no DLBCL com base em fatores de risco
Teste de hepatite B
Ecocardiograma ou exame MUGA se for utilizado um regime baseado em antraciclina ou antracenediona
Teste de gravidez se for utilizada quimioterapia ou radioterapia
Possíveis: • CT/MRI à cabeça com contraste ou CT/MRI ao pescoço com contraste • Discussão de questões relacionadas com fertilidade e bancos de esperma • Teste de VIH • Teste de hepatite B • Beta-2 microglobulina • Punção lombar para doentes em risco de envolvimento do sistema nervoso central (SNC) • Biópsia da medula óssea com ou sem aspirado; não é necessária uma biópsia da medula óssea se o exame PET/CT demonstrar doença óssea

Fertilidade (todos os sexos)

O tratamento, como a quimioterapia, pode afetar a fertilidade, ou seja, a capacidade de ter filhos. Se acha que quer ter filhos futuramente, pergunte ao seu médico como o cancro e o tratamento do cancro podem mudar a sua fertilidade. De modo a preservar a sua fertilidade, poderá ter de tomar medidas antes de iniciar o tratamento do cancro. Aqueles que quiserem ter filhos futuramente devem ser encaminhados para um especialista em fertilidade a fim de discutir as opções antes de iniciarem o tratamento.

A preservação da fertilidade significa manter as suas opções em aberto, independentemente de querer ter filhos mais tarde ou de não ter a certeza naquele momento. Os especialistas em fertilidade e reprodução podem ajudá-lo a determinar a melhor opção de acordo com a sua situação.

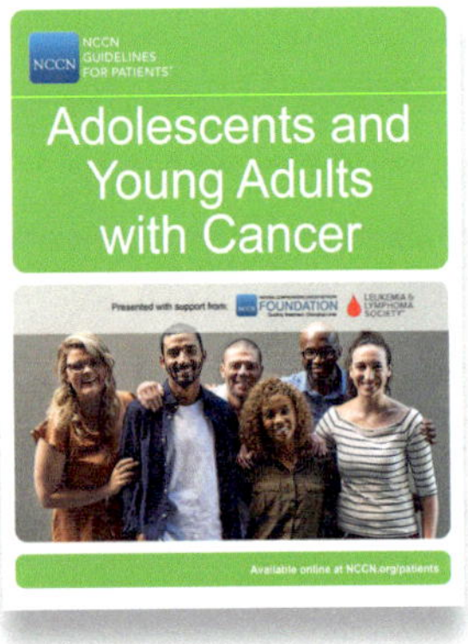

Obtenha mais informações sobre a preservação da fertilidade nas *NCCN Guidelines for Patients: Adolescents and Young Adults with Cancer*, disponíveis em NCCN.org/patientguidelines.

Distúrbio da fertilidade

O tratamento pode causar o distúrbio ou a interrupção da sua fertilidade. Esta perda de fertilidade temporária está relacionada com a sua idade no momento do diagnóstico, o(s) tipo(s) de tratamento, a dose do tratamento e a duração do tratamento. Fale com o seu médico sobre as suas preocupações e se estiver a planear uma gravidez.

Prevenção de gravidez

É importante prevenir a gravidez durante o tratamento. O cancro e o tratamento do cancro podem afetar os ovários e causar danos no esperma. O uso de métodos contracetivos hormonais não é recomendado, pelo que deve falar com o seu médico sobre outras opções, como dispositivos intrauterinos (DIU) e métodos de barreira. Os tipos de métodos de barreira incluem preservativos, diafragmas, capuzes cervicais e esponja contracetiva.

Pessoas com ovários

As pessoas que podem ficar grávidas terão de fazer um teste de gravidez antes de iniciar o tratamento. O tratamento do cancro pode prejudicar o bebé se estiver ou ficar grávida durante o tratamento. Portanto, recomenda-se o uso de métodos contracetivos para prevenir a gravidez durante e após o tratamento. Se estiver grávida ou a amamentar no momento em que o cancro é diagnosticado, determinados tratamentos terão de ser evitados.

A menstruação, o fluxo menstrual ou o "período" pode parar durante o tratamento, mas geralmente volta no prazo de 2 anos após o tratamento nas pessoas com até 40 anos de idade. Continua a poder engravidar mesmo que não tenha o período. Portanto, recomenda-se o uso de métodos contracetivos durante e após o tratamento. Consulte o seu médico para saber qual a melhor altura para planear uma gravidez.

Pessoas com testículos

O cancro e o tratamento do cancro podem causar danos no esperma. Portanto, use métodos contracetivos, como preservativos, para prevenir a gravidez durante e após o tratamento do cancro.

Estado de desempenho

O estado de desempenho (PS) é o nível geral da condição física de uma pessoa e a sua capacidade de realizar as tarefas diárias. O seu estado de saúde geral será classificado através de uma escala do PS, denominada ECOG (Eastern Cooperative Oncology Group). O PS é um dos fatores levados em consideração ao escolher um plano de tratamento. As suas preferências sobre o tratamento são sempre importantes.

As pontuações de PS ECOG vão de 0 a 4.

- PS 0 significa que é uma pessoa muito ativa.
- PS 1 significa que ainda é capaz de realizar atividade ligeira a moderada.
- PS 2 significa que ainda consegue cuidar de si próprio, mas não é uma pessoa ativa.
- PS 3 significa que está limitado a uma cadeira ou cama mais de metade do tempo.
- PS 4 significa que necessita de alguém que cuide de si e está limitado a uma cadeira ou cama.

Um PS favorável é, geralmente, PS 0 ou PS 1.

Índice de Prognóstico Internacional

O Índice de Prognóstico Internacional (IPI) é um sistema de pontuação para o prognóstico do cancro. Um prognóstico é o rumo provável que o seu cancro irá tomar. O IPI baseia-se na idade, estado de desempenho (PS), estádio do cancro, resultados de lactato desidrogenase (LDH) e se o cancro estiver na medula óssea, sistema nervoso central (SNC), fígado, trato gastrointestinal ou pulmão. Estes fatores também podem avaliar o risco de contrair uma doença do SNC.

Estado de desempenho

O estado de desempenho (PS) é a capacidade de uma pessoa realizar as tarefas diárias.

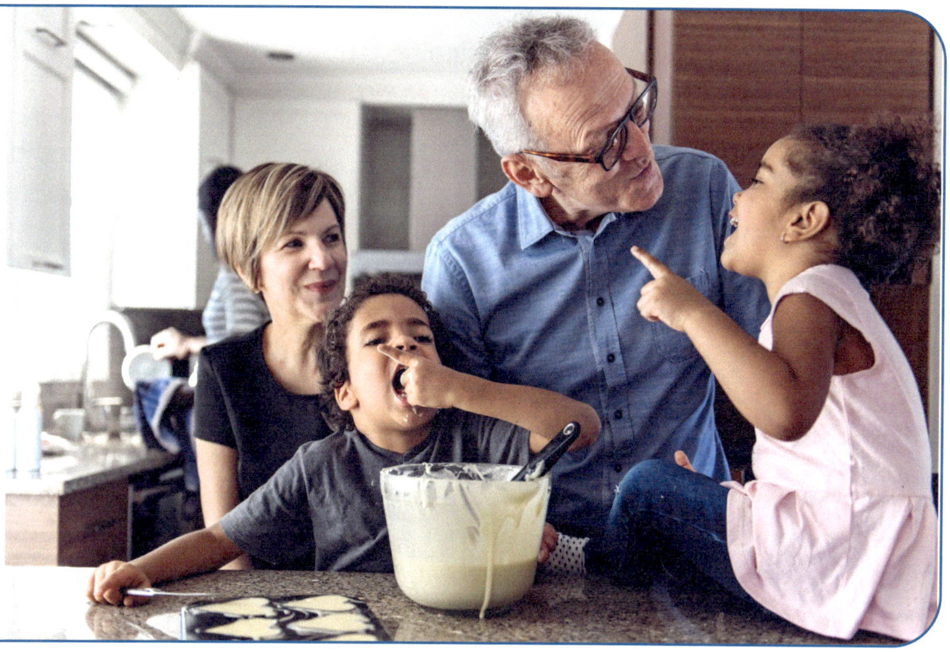

Análises ao sangue

As análises ao sangue permitem verificar se existem sinais de doença e se os órgãos estão a funcionar bem. Requerem uma amostra do seu sangue, que é retirado através de uma agulha colocada na veia.

Prepare-se para fazer muitas análises ao sangue. Poderá ter de fazer análises ao sangue a cada 6 a 48 horas durante o tratamento e recuperação do DLBCL, para verificar os resultados do tratamento, os hemogramas e a saúde dos órgãos, como o fígado e os rins.

Alguns testes possíveis descritos a seguir são indicados por ordem alfabética e não por ordem de importância.

Ácido úrico

O ácido úrico é libertado pelas células quando o ADN é quebrado. É um resíduo normal que se dissolve no sangue e é filtrado pelos rins, onde deixa o corpo sob a forma de urina. Quando há demasiado ácido úrico no corpo, ocorre uma hiperuricemia. Com o DLBCL, tal pode ser causado por uma rápida conversão dos glóbulos brancos. Elevados níveis de ácido úrico podem ser um efeito secundário da quimioterapia ou radioterapia.

Anticorpos do CMV

O teste de anticorpos do citomegalovírus (CMV) procura anticorpos no CMV, um vírus da família de herpes. O CMV é muito comum. A maioria das pessoas nem sabe que o tem.

Creatinina

A creatinina é um resíduo produzido nos músculos. Cada pessoa gera uma quantidade fixa de creatinina todos os dias com base no volume de músculo que tem. A mesma é eliminada do sangue, sendo filtrada pelos rins. O nível de creatinina no sangue indica quão bem os rins estão a funcionar. Os níveis de creatinina mais elevados significam que os rins não estão a funcionar tão bem como quando alguém tinha níveis de creatinina mais baixos.

Diferencial

Existem 5 tipos de WBC: neutrófilos, linfócitos, monócitos, eosinófilos e basófilos. Um diferencial conta o número de cada tipo de WBC. Também verifica se as contagens estão equilibradas.

Eletrólitos

Os eletrólitos ajudam a transportar os nutrientes para as células e ajudam a eliminar os resíduos das células. Os eletrólitos são iões ou partículas com cargas elétricas que ajudam no correto funcionamento dos nervos, músculos, coração e cérebro. O seu corpo precisa de eletrólitos para funcionar devidamente.

Hemograma completo

Um hemograma completo (CBC) mede os níveis de glóbulos vermelhos (RBC), glóbulos brancos (WBC) e plaquetas no sangue. O seu médico irá querer saber se tem um número suficiente de RBC para transportar oxigénio pelo corpo, WBC para combater infeções e plaquetas para controlar hemorragias.

Hepatite B e C

A hepatite é um vírus que provoca a inflamação do fígado. A hepatite B (HBV) e a hepatite C (HCV) são transmitidas pelo contacto com o sangue e outros fluidos corporais. Uma análise ao sangue irá revelar se já teve hepatite ou se a tem atualmente. Alguns tratamentos podem causar a reativação da HBV, o que pode dar origem a problemas de fígado.

Lactato desidrogenase

O lactato desidrogenase (LDH) ou desidrogenase do ácido láctico é uma proteína presente na maioria das células. As células que estão a morrer libertam LDH para o sangue. As células de crescimento rápido também libertam LDH.

Painel metabólico abrangente

Um painel metabólico abrangente (CMP) mede 14 substâncias diferentes no sangue. Geralmente ocorre na parte plasmática do sangue. Um CMP fornece informações importantes sobre a forma como os rins e o fígado estão a funcionar, entre outras coisas.

SPEP

A eletroforese de proteínas séricas (SPEP) examina proteínas específicas no sangue, denominadas globulinas, que podem aumentar em determinadas condições.

Teste de gravidez

Caso o tratamento planeado possa afetar a gravidez, as pessoas que possam engravidar terão de fazer um teste de gravidez antes de iniciarem o tratamento.

Tipagem HLA

Os antigénios leucocitários humanos (HLA) são proteínas presentes na superfície da maioria das células. Desempenham um papel importante na resposta imunitária do seu organismo. Os HLA são únicos para cada pessoa. Eles marcam as células do seu corpo. O corpo deteta estes marcadores que indicam que células são as suas. Por outras palavras, todas as suas células têm o mesmo conjunto de HLA. O conjunto de HLA de cada pessoa é designado por tipo de HLA ou tipo de tecido.

Prepare-se para fazer muitas análises ao sangue.

A tipagem HLA é uma análise ao sangue que deteta o tipo de HLA de uma pessoa. Este teste é feito antes de um transplante de células estaminais (alogénico) de um dador. Para encontrar um dador compatível, as suas proteínas serão comparadas com as proteínas do dador para ver quantas proteínas são iguais. É necessário haver uma compatibilidade muito elevada para que um transplante seja considerado uma opção de tratamento. Caso contrário, o seu corpo irá rejeitar as células do dador ou as células do dador irão reagir contra o seu corpo. Em primeiro lugar, são testadas as suas amostras de sangue e as dos seus familiares consanguíneos.

VIH

O vírus da imunodeficiência humana (VIH) causa a síndrome da imunodeficiência adquirida (SIDA). Um teste de anticorpos do VIH verifica se existem anticorpos do VIH numa amostra de sangue, urina ou saliva. O tratamento do DLBCL com VIH positivo não está contemplado neste livro.

Biópsia

Uma biópsia é a remoção de uma amostra de tecido ou líquido para testagem. Constitui uma parte importante para obter um diagnóstico preciso. A amostra deve ser analisada por um patologista que seja especialista no diagnóstico de DLBCL. O patologista irá observar a aparência geral, assim como o tamanho, a forma e o tipo das suas células. Esta análise é muitas vezes referida como avaliação histológica, histopatológica ou hematopatológica. Os testes serão realizados nas células submetidas a biópsia. Pergunte sobre os resultados da biópsia e o que significam para o seu tratamento.

Os tipos de biópsias possíveis incluem:

- A biópsia aspirativa por agulha fina (FNA) ou a biópsia percutânea (CB) utiliza agulhas de diferentes tamanhos para remover uma amostra de tecido ou líquido.
- Biópsia do gânglio linfático

Recomenda-se a realização de uma biópsia aspirativa por agulha fina (FNA) e uma biópsia do gânglio linfático. A FNA é geralmente feita com outros métodos laboratoriais para que o tipo de DLBCL seja diagnosticado com precisão.

Estes métodos incluem

- Imunohistoquímica (IHC)
- Citometria de fluxo
- Testes de biomarcadores para detetar rearranjos de genes e o cariótipo ou FISH para grandes translocações

Num rearranjo de gene, ocorre perda ou ganho de material cromossómico. Uma translocação refere-se à transferência de material genético de um cromossoma para outro.

Aspiração e biópsia de medula óssea

As amostras de osso e medula são colhidas numa biópsia.

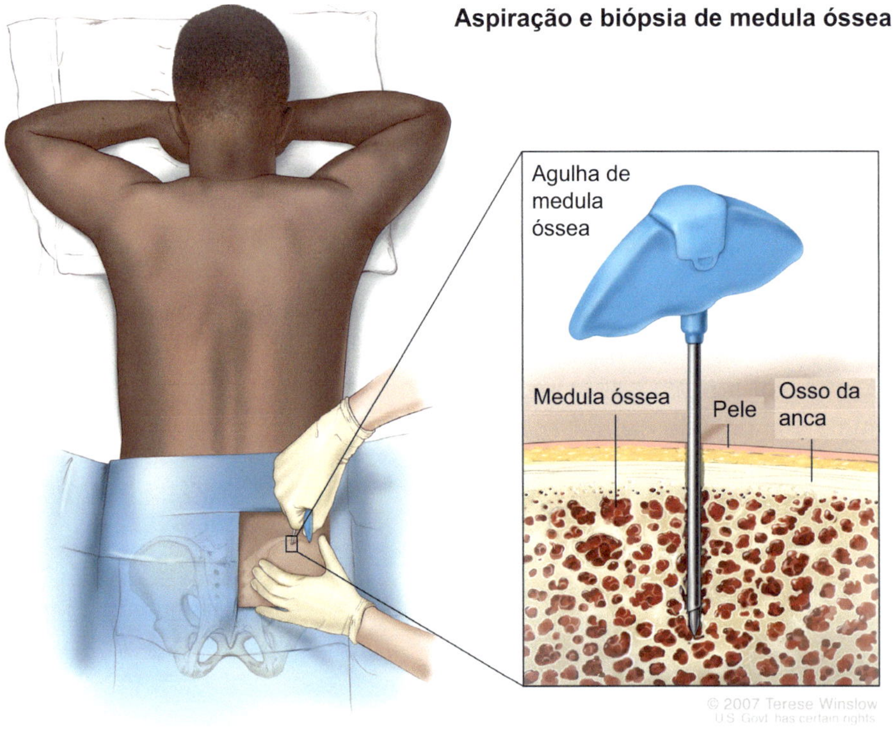

Testes à medula óssea

Em determinados casos, podem ser realizados testes à medula óssea.

Existem dois tipos de testes à medula óssea que são geralmente realizados ao mesmo tempo:

- Aspirado de medula óssea
- Biópsia da medula óssea

A medula óssea é como uma esponja com líquido e células no seu interior. Um aspirado retira algum líquido e células da esponja e uma biópsia retira um pedaço da esponja.

As amostras são geralmente colhidas na parte de trás do osso da anca (pélvis). Provavelmente, terá de permanecer deitado de lado ou de barriga para baixo. Primeiro, os médicos irão limpar e anestesiar a sua pele e a superfície exterior do osso. No caso de um aspirado, será utilizada uma agulha oca que perfura a pele até ao osso. A medula óssea líquida será então colhida para uma seringa. Numa biópsia, será utilizada uma agulha mais larga para retirar uma amostra do núcleo. Poderá sentir dor óssea na sua anca durante alguns dias. A pele pode ficar com hematomas.

Biópsia do gânglio linfático

Para o diagnóstico de DLBCL, recomenda-se a realização de uma biópsia do gânglio linfático. Por norma, os gânglios linfáticos são demasiado pequenos para serem vistos ou sentidos. Por vezes, os gânglios linfáticos podem sentir-se inchados, aumentados, duros ao toque ou não mover-se quando pressionados (fixos ou imóveis). A biópsia do gânglio linfático pode ser realizada através de um procedimento de biópsia com agulha ou de uma pequena cirurgia para remover um gânglio linfático.

Qual é o historial de saúde da sua família?

Alguns cancros e outras doenças são hereditários – aqueles que estão ligados a si através de genes transmitidos de pais para filhos. Estas informações designam-se por historial de saúde familiar. Pode perguntar aos familiares sobre os seus problemas de saúde, como doença cardíaca, cancro e diabetes, e com que idade foram diagnosticados. Quanto aos familiares que tenham falecido, pergunte qual foi a causa da morte e com que idade faleceram.

Comece por perguntar aos seus pais, irmãos e filhos. Depois, fale com meios-irmãos, tias e tios, sobrinhas e sobrinhos, avós e netos.

Escreva o que ficou a saber sobre o seu historial familiar e partilhe essa informação com o seu prestador de cuidados de saúde.

Algumas das perguntas a colocar incluem:

- Tem alguma doença crónica, como doença cardíaca, ou problemas de saúde, como hipertensão arterial ou níveis elevados de colesterol?
- Já teve outras doenças, como cancro ou AVC?
- Que idade tinha quando recebeu o diagnóstico destas doenças e problemas de saúde?
- Qual é a ascendência da nossa família – os nossos ascendentes são originários de que países?

Testes genéticos

Os testes genéticos são realizados com sangue ou saliva (cuspindo para um copo). O objetivo é procurar mutações génicas transmitidas pelos seus pais biológicos, denominadas mutações germinais. Algumas mutações podem colocá-lo em risco de desenvolver mais do que um tipo de cancro. Pode passar estes genes para os seus filhos. Também outros familiares podem ser portadores destas mutações. Comunique ao seu médico se existem antecedentes de cancro na família.

Existem três grandes tipos de testes genéticos:

- Citogenéticos - para examinar cromossomas inteiros
- Bioquímicos - para medir a proteína produzida pelos genes
- Moleculares - para procurar pequenas mutações de ADN ou génicas

Embora possa ser confuso, apenas saiba que testar para procurar uma mutação génica hereditária ou um risco de transmissão hereditária de cancro é diferente de realizar testes genéticos em células cancerígenas ou de testar para procurar proteínas produzidas por células cancerígenas. Este livro refere-se a testes realizados em células cancerígenas ou à procura de evidência de cancro através de testes de biomarcadores.

Testes de biomarcadores

Uma amostra da sua biópsia será submetida a testes laboratoriais para procurar mutações/alterações de ADN (ácido desoxirribonucleico) específicas, níveis de proteínas ou outras características moleculares. Esta informação é utilizada para saber mais sobre o seu tipo de DLBCL e para escolher o melhor tratamento para si. É, por vezes, denominado teste molecular, perfil do tumor, perfil da expressão genética ou teste genómico.

No interior das nossas células, existem moléculas de ácido desoxirribonucleico (ADN). Estas moléculas estão bem acondicionadas no chamado cromossoma. Os cromossomas contêm a maioria da informação genética numa célula. As células humanas normais contêm 23 pares de cromossomas num total de 46 cromossomas. Cada cromossoma contém milhares de genes. Os genes são instruções codificadas para as proteínas que as suas células produzem. Acontece uma mutação quando algo corre mal no código genético.

O teste de biomarcadores inclui testes aos genes ou aos respetivos produtos (proteínas). Identifica a presença ou ausência de mutações e de determinadas proteínas que podem sugerir tratamento. As proteínas são escritas da seguinte forma: BCL6. Os genes são escritos em itálico da seguinte forma: *BCL6*. Quando é detetado um gene ou proteína, é apresentado com um sinal de mais (+): CD10+. Se não for detetado, será escrito como CD10-.

Exemplos de biomarcadores:

- BCL2, BCL6, CD3, CD5, CD10, CD20, CD45, IRF4/MUM1, Ki-67, *MYC* e outros.

Exemplos de genes:

- *MYC, BCL2* e *BCL6*.

Teste de marcador tumoral beta-2 microglobulina (B2M)

A beta-2 microglobulina (B2M) é uma proteína que pode ser encontrada no sangue, urina ou líquido cefalorraquidiano (CSF). A B2M é um tipo de marcador tumoral. Os marcadores tumorais são substâncias compostas por células cancerígenas ou por células normais em resposta ao cancro no corpo.

Hibridização in situ para deteção do vírus Epstein-Barr

A hibridização in situ da região codificante Epstein-Barr (EBER-ISH) é utilizada para detetar o vírus Epstein-Barr (EBV) nas amostras de tecido. Por vezes, o vírus Epstein-Barr pode ser encontrado nas pessoas com DLBCL. Este teste pode ajudar a determinar o subtipo de DLBCL.

FISH

A hibridização fluorescente in situ (FISH) é um método que envolve corantes especiais, denominados sondas, que se fixam a partes do ADN. Uma vez que este teste não necessita de células em crescimento, pode ser realizado na medula óssea ou numa amostra de sangue.

A FISH pode detetar translocações que sejam demasiado pequenas para serem vistas com outros métodos. Ocorre uma translocação quando partes de dois cromossomas são trocadas entre si. No entanto, a FISH só pode ser utilizada para alterações conhecidas. Não consegue detetar todas as alterações possíveis encontradas com um cariótipo. Por exemplo, a FISH é utilizada para detetar rearranjos nos genes *BCL2* e *BCL6* se o DLBCL for *MYC* positivo.

Rearranjos de genes

Nos rearranjos de genes, parte de um gene quebrou e fixou-se a outro gene. Quando uma célula se divide várias vezes, todo o grupo de células é denominado clonal ou clonalidade. Nos rearranjos clonais, existem grupos anormais.

- Os rearranjos nos genes *MYC, BCL2* e *BCL6* encontram-se frequentemente no DLBCL.
- O linfoma de células B de duplo golpe é um grupo de tumores com translocações de *MYC* e *BCL2*, *BCL6* ou outros genes.

Os testes levam tempo. Os resultados dos testes podem demorar dias ou semanas a estarem prontos.

MYC

O rearranjo no gene *MYC* (proto-oncogene, fator de transcrição bHLH) ou *MYC*-R é frequentemente encontrado com um rearranjo no gene *BCL2* ou *BCL6*.

BCL2

O gene de *BCL2* (linfoma de células B 2) encontra-se no cromossoma 18. A transferência do gene *BCL2* para um cromossoma diferente faz com que a proteína BCL2 seja produzida em maiores quantidades, o que pode impedir a morte das células cancerígenas.

BCL6

O gene de *BCL6* (linfoma de células B 6) encontra-se no cromossoma 3. O rearranjo de *BCL6* é a anomalia cromossómica mais frequente no linfoma difuso de grandes células B (DLBCL).

Cariótipo

Um cariótipo é um conjunto de cromossomas. As células humanas normais contêm 23 pares de cromossomas num total de 46 cromossomas. Um cariótipo irá apresentar partes de cromossomas adicionais, em falta, com rearranjos ou com anomalias. Uma vez que um cariótipo requer células em crescimento, deve ser utilizada uma amostra de medula óssea.

Teste de mutação

Será utilizada uma amostra do seu sangue ou medula óssea para ver se as células cancerígenas do DLBCL têm mutações específicas. Algumas mutações podem ser alvo de terapias específicas. Este teste distingue-se do teste genético para identificar mutações que possa ter herdado dos seus pais.

O teste de mutação inclui testes aos genes ou aos respetivos produtos (proteínas). Com o passar do tempo, podem ocorrer novas mutações subtis resistentes aos medicamentos. Também podem ocorrer mutações durante o tratamento. O teste de mutação é utilizado para detetar estas novas mutações. Algumas mutações levam à resistência a determinadas terapias dirigidas. Existem várias mutações possíveis.

Hibridização genómica comparativa

A hibridização genómica comparativa (CGH) é uma técnica que compara as amostras de ADN a partir de tecido normal e tecido tumoral. É utilizada para detetar cromossomas anormais.

Sequenciação de alto rendimento

A sequenciação de alto rendimento (HTS) é capaz de sequenciar centenas de milhões de moléculas de ADN de cada vez.

Sequenciação de nova geração

A sequenciação de nova geração (NGS) é um método de alto rendimento utilizado para determinar uma parte da sequência de ADN de uma pessoa.

PCR

Uma reação em cadeia da polimerase (PCR) é um processo laboratorial que pode fazer milhões ou milhares de milhões de cópias do seu ADN (informação genética) em apenas algumas horas, mas os resultados podem demorar dias. A PCR é muito sensível. Consegue detetar 1 célula anormal entre mais de 100.000 células normais. Estas cópias, denominadas produto de PCR, podem ser utilizadas para a HTS ou a NGS.

Imunofenotipagem

A imunofenotipagem é um processo que utiliza anticorpos para detetar a presença ou ausência de determinados antigénios. Os antigénios são proteínas ou marcadores que podem ser encontrados na superfície ou no interior dos glóbulos brancos. Os agrupamentos de antigénios específicos são normais. No entanto, alguns padrões de antigénios específicos encontram-se em células anormais.

A imunofenotipagem pode ser realizada através da citometria de fluxo ou imunohistoquímica. É utilizada para localizar o subtipo específico de DLBCL. O imunofenótipo pode mudar à medida que o cancro progride.

O linfoma difuso de grandes células B está dividido em duas grandes categorias:

- Células B do centro germinativo (GCB)
- Não-GCB

A imunofenotipagem é utilizada para estabelecer o diagnóstico e a origem de GCB em oposição a não-GCB.

- GCB é CD10+ ou BCL6+ e IRF4/MUM1-.
- Não-GCB é CD10- e IRF4/MUM1+ ou BCL6- e IRF4/MUM1-.

O imunofenótipo do DLBCL é geralmente CD20+, CD45+ e CD3-. São utilizados marcadores adicionais para estabelecer o subtipo. Consulte o Guia 3.

Citometria de fluxo

A citometria de fluxo é um método de laboratório utilizado para detetar, identificar e contabilizar células específicas. A citometria de fluxo envolve adicionar às células um corante sensível à luz. As células com corante são passadas por um feixe de luz numa máquina. A máquina mede o número de células, características como o tamanho e a forma das células, assim como as proteínas presentes na superfície de milhares de células. A citometria de fluxo pode ser utilizada nas células de sangue circulante (periférico), na medula óssea ou numa biópsia. A citometria de fluxo é mais correntemente utilizada na identificação de marcadores nas células, sobretudo no sistema imunitário (chamada imunofenotipagem).

Os seguintes marcadores de superfície celular podem ser testados através da citometria de fluxo: kappa/lambda, CD45, CD3, CD5, CD19, CD10 e CD20.

Imunohistoquímica

A imunohistoquímica (IHC) é um processo de coloração especial que envolve adicionar um marcador químico às células imunitárias. As células são então estudadas por meio de um microscópio. A IHC procura o imunofenótipo das células a partir de uma biópsia ou amostra de tecido.

Guia 3
Testes para diagnosticar subtipos de DLBCL

Necessários	• Painel de IHC: CD20, CD3, CD5, CD10, CD45, BCL2, BCL6, Ki-67, IRF4/MUM1 e MYC com ou sem análise dos marcadores da superfície celular por citometria de fluxo: kappa/lambda, CD45, CD3, CD5, CD19, CD10 e CD20 • FISH para rearranjos de *BCL2, BCL6* se *MYC* positivo
Em alguns casos	• Painel de HC: ciclina D1, kappa/lambda, CD30, CD138, ALK, HHV8 e SOX11 • Hibridização in situ para deteção do vírus Epstein-Barr (EBER-ISH)

Exames imagiológicos

Os exames imagiológicos tiram fotografias ao interior do corpo. Os exames imagiológicos mostram o tumor primário, ou onde o cancro começou, e procuram cancro noutras partes do corpo. Um radiologista, especialista em interpretar os exames imagiológicos, irá escrever um relatório e enviá-lo ao seu médico. O seu médico irá então discutir os resultados consigo.

Os seguintes exames imagiológicos são indicados por ordem alfabética e não por ordem de importância.

Contraste

O material de contraste é utilizado para melhorar a qualidade das fotografias tiradas ao interior do corpo. Os materiais de contraste não são corantes, mas sim substâncias que ajudam a aperfeiçoar e melhorar as imagens de vários órgãos e estruturas no corpo. É utilizado para tornar as imagens mais nítidas. O contraste não é permanente e sairá do corpo pela urina após o exame. Os tipos de contraste variam e são diferentes para a CT e a MRI.

Diga aos seus médicos se já teve alguma reação alérgica ao contraste, particularmente ao iodo ou ao marisco, como camarão. Esta informação é importante. Poderá ter de tomar medicamentos, como Benadryl e prednisona, para evitar os efeitos dessas alergias. O contraste não pode ser utilizado se sofrer de alergias graves ou se os seus rins não funcionarem bem.

Ecografia escrotal

O DLBCL pode ser encontrado nos testículos. Uma ecografia escrotal utiliza ondas sonoras para gerar imagens do escroto. O escroto é a bolsa de pele situada na base do pénis que contém os testículos.

Exame CT

Um exame de tomografia computorizada (CT ou CAT) utiliza raios X e tecnologia informática para tirar fotografias ao interior do corpo. Tira vários raios X da mesma parte do corpo de ângulos diferentes. Todas as imagens são combinadas de forma a criar uma imagem detalhada.

Um exame CT ao tórax, abdómen e/ou pélvis pode ser um dos exames que deteta o cancro. Na maioria dos casos, será utilizado contraste.

Exame MRI

Um exame de imagiologia por ressonância magnética (MRI) utiliza ondas de rádio e ímanes potentes para tirar fotografias ao interior do corpo. Não utiliza raios X. Informe o técnico se tiver algum metal no seu corpo.

Exame PET/CT

Um exame de tomografia por emissão de positrões (PET) utiliza um medicamento radioativo, denominado traçador. Um traçador é uma substância injetada numa veia para ver onde as células cancerígenas estão no corpo e se estão a utilizar o açúcar produzido pelo corpo para crescerem. As células cancerígenas aparecem como pontos brilhantes nos exames PET. No entanto, nem todos os tumores irão aparecer num exame PET. Além disso, nem todos os pontos brilhantes são cancro. É normal que o cérebro, coração, rins e bexiga apareçam brilhantes na PET. Quando um exame PET é combinado com uma CT, é designado por um exame PET/CT. Pode ser realizado com uma ou duas máquinas, dependendo do centro oncológico.

Punção lombar

Uma punção lombar (LP) ou punção espinal é um procedimento que retira líquido espinhal. Também é utilizada para injetar quimioterapia no líquido espinhal. Esta é designada por quimioterapia intratecal (IT).

No momento da IT, uma amostra do seu líquido espinhal será colhida e testada. O DLBCL pode viajar até ao líquido cefalorraquidiano (CSF) que envolve a coluna ou o cérebro. Esta é designada por doença do sistema nervoso central (SNC). Fala-se em profilaxia do SNC quando a terapia sistémica e a terapia IT são administradas em conjunto para prevenir a doença do SNC.

> “O meu diagnóstico foi súbito e inesperado. Não fumo, corro e terminei uma meia-maratona antes do diagnóstico. O meu único sintoma foi tosse persistente. O meu tumor estava a causar o alojamento de líquido no meu coração e pulmões.”

Punção lombar

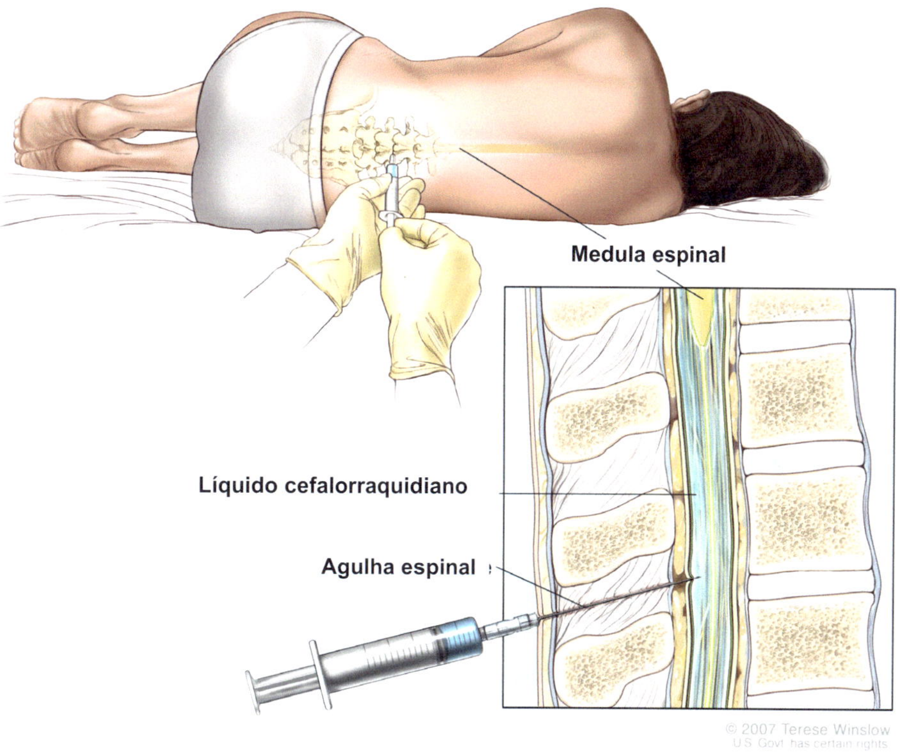

Uma punção lombar é um procedimento que retira líquido espinhal.

Exames ao coração

Determinados tratamentos podem afetar a função do coração (cardíaca). Os exames ao coração podem ser utilizados para ver como está a funcionar o seu coração. Estes exames podem ser utilizados como referência e antes de administrar quimioterapia. Poderá ser encaminhado para um cardiologista.

Eletrocardiograma

Um eletrocardiograma (ECG ou EKG) mostra as mudanças elétricas no seu coração. Revela informação sobre a frequência e ritmo cardíacos. Ocorre um intervalo QT corrigido (ou QTc) prolongado quando o seu músculo cardíaco leva em geral mais tempo do que o normal para recarregar entre batimentos. Muitas vezes, esta perturbação elétrica pode ser observada num ECG. Determinados tratamentos para CML podem causar QTc prolongado. Se o QTc se tornar demasiado prolongado, pode causar ritmos cardíacos perigosos.

Ecocardiograma

Um ecocardiograma (ou eco) utiliza ondas sonoras para gerar imagens. Neste exame, serão colocados pequenos adesivos no tórax de modo a controlar os seus batimentos cardíacos. Em seguida, uma sonda com gel na ponta será deslizada sobre a pele do tórax. Será vista uma imagem do coração a bater no ecrã. As imagens serão gravadas para visualização futura.

O ecocardiograma é uma forma de medir a fração de ejeção, que é a quantidade de sangue bombeado do lado esquerdo do coração, sempre que bate. Numa fração de ejeção baixa, a quantidade de sangue bombeado do lado esquerdo do coração é mais baixa do que o normal.

Exame de medicina nuclear de cardiologia

Um exame de medicina nuclear de cardiologia é um exame imagiológico que utiliza câmaras especiais e uma substância radioativa, denominada traçador, para criar imagens do seu coração. O traçador é injetado no sangue e viaja até ao seu coração. Este exame também pode ser utilizado para medir a fração de ejeção.

Pontos essenciais

- As análises ao sangue e os exames imagiológicos permitem verificar se existem sinais de doença, se os órgãos estão a funcionar bem e se o tratamento está a resultar.
- Uma biópsia é a remoção de uma amostra de tecido ou líquido para testagem. Constitui uma parte importante para obter um diagnóstico preciso de DLBCL.
- A imunofenotipagem é utilizada para localizar o subtipo de DLBCL.
- Uma amostra da sua biópsia será submetida a testes laboratoriais para procurar mutações/alterações de ADN (ácido desoxirribonucleico) específicas, níveis de proteínas ou outras características moleculares. Esta informação é utilizada para saber mais sobre o seu subtipo de DLBCL e para escolher o melhor tratamento para si.
- O teste de biomarcadores inclui testes aos genes ou aos respetivos produtos (proteínas). Identifica a presença ou ausência de mutações e de determinadas proteínas que podem sugerir tratamento.
- *MYC*, *BCL2* e *BCL6* são rearranjos de genes que se encontram frequentemente no DLBCL.
- Os exames imagiológicos são utilizados para identificar locais de infeção, hemorragias e leucemia que possa ter alastrado para fora da corrente sanguínea.
- Pode ser realizada uma punção lombar para detetar DLBCL no líquido espinhal e cerebral.
- Determinados tratamentos podem afetar a função do coração. Os exames ao coração podem ser utilizados para ver como está a funcionar o seu coração.
- Os portais para doentes online são uma excelente forma de aceder aos resultados dos seus testes.

partilhe connosco.

Participe no nosso [inquérito](NCCN.org/patients/comments)

E ajude a melhorar as NCCN Guidelines for Patients para todos!

NCCN.org/patients/comments

3

Visão global do tratamento

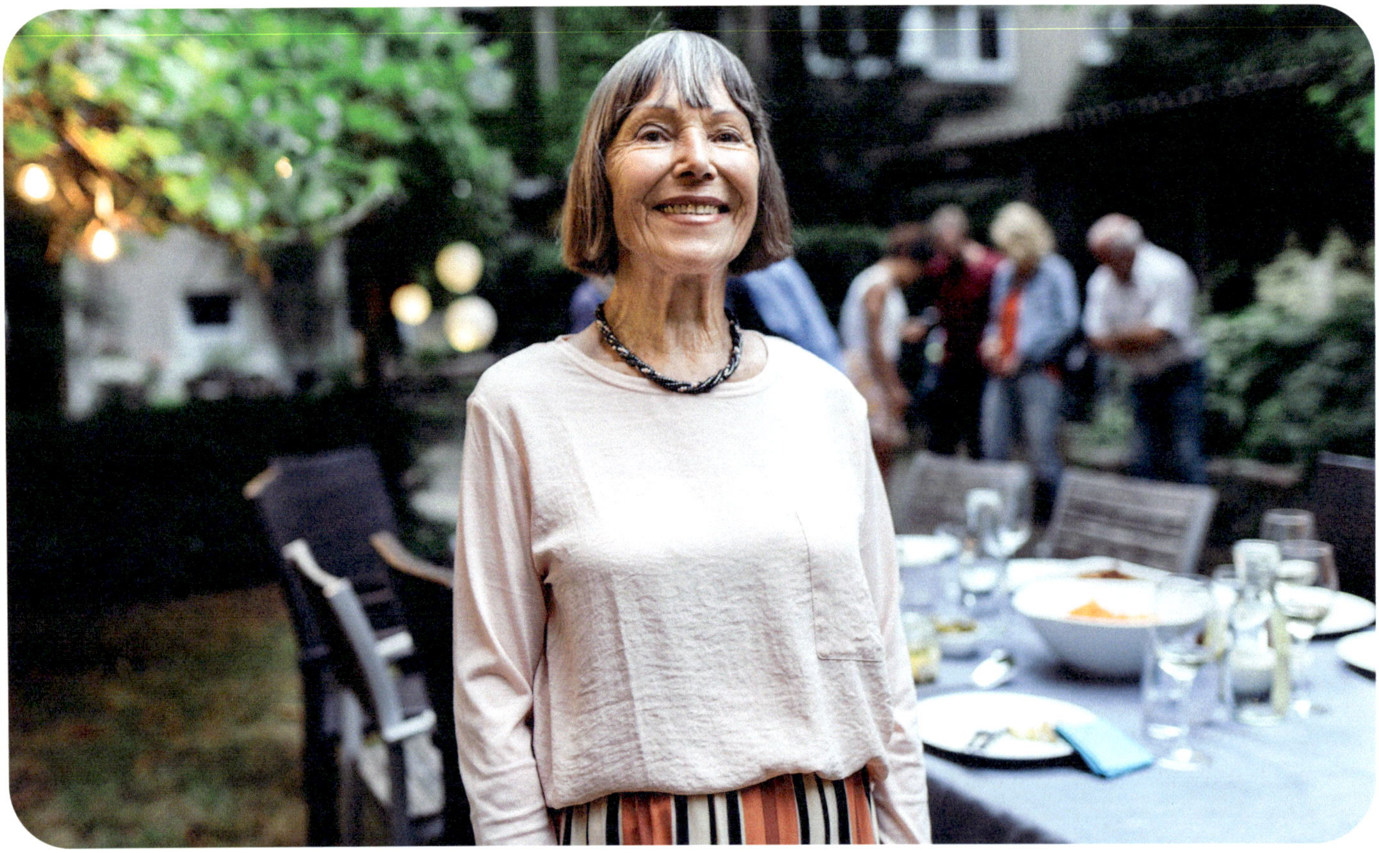

Existe mais do que um tratamento para o DLBCL. Este capítulo apresenta uma visão global dos possíveis tipos de tratamento e o que esperar. Nem todas as pessoas irão receber o mesmo tratamento. As opções de tratamento são baseadas em vários fatores. Juntos, você e a sua equipa de cuidados de saúde irão escolher o plano de tratamento certo para si.

O DLBCL pode ser tratado. O tratamento do DLBCL é geralmente uma combinação de quimioterapia e imunoterapia, denominada quimioimunoterapia. A radioterapia poderá ser adicionada. A cirurgia não faz parte da rotina de tratamento do DLBCL. Se for necessária cirurgia, escolha um cirurgião com experiência em DLBCL.

É importante falar regularmente com a sua equipa de cuidados de saúde sobre os seus objetivos de tratamento e o seu plano de tratamento.

Equipa de tratamento

Para o tratamento do DLBCL, é necessária uma abordagem de equipa. As decisões de tratamento devem envolver uma equipa multidisciplinar (EMD). Uma EMD é uma equipa de médicos, profissionais de saúde e de assistência social de origens profissionais diferentes, que possuem conhecimentos (especializados) e são experientes no seu tipo de cancro. Esta equipa está unida no planeamento e implementação do seu tratamento. Pergunte quem irá coordenar os seus cuidados.

Alguns membros da sua equipa de cuidados de saúde irão acompanhá-lo ao longo do tratamento do cancro, enquanto outros apenas estarão presentes pontualmente. Conheça melhor a sua equipa de cuidados de saúde e ajude-os também a conhecê-lo melhor.

Dependendo do seu diagnóstico, a sua equipa pode incluir o seguinte:

- **Um hematologista** é um especialista em doenças e cancros do sangue.
- **Um patologista ou hematopatologista** analisa as células e os tecidos retirados durante uma biópsia e apresenta o diagnóstico de cancro, o estadiamento e informações sobre os testes de biomarcadores.
- **Um radiologista de diagnóstico** interpreta os resultados dos raios X e de outros exames imagiológicos.
- **Um radiologista de intervenção** realiza biópsias com agulha e coloca portas para tratamento.
- **Um oncologista médico** trata o cancro em adultos que recebem terapia sistémica.
- **Um radioncologista** faz a prescrição e o planeamento de radioterapia para tratar o cancro.
- **Um anestesiologista** administra anestesia, um medicamento que faz com que não sinta dor durante a cirurgia ou procedimentos.
- **Médicos residentes e investigadores** são médicos que estão a continuar a sua formação, alguns para se tornarem especialistas num determinado domínio da medicina.
- **Os enfermeiros clínicos e assistentes médicos** são prestadores de cuidados de saúde que trabalham juntamente com os médicos e outros membros da equipa médica. Algumas das suas consultas podem ser feitas por um enfermeiro clínico ou assistente médico.

- **Os enfermeiros de oncologia** prestam os cuidados práticos, como administrar a terapia sistémica, gerir os seus cuidados, responder a perguntas e ajudá-lo a lidar com os efeitos secundários. Por vezes, estes especialistas chamam-se "enfermeiros navegadores".
- **Os farmacêuticos de oncologia** fornecem os medicamentos utilizados para tratar o cancro e gerir os sintomas e efeitos secundários.
- **Os enfermeiros de cuidados paliativos, profissionais de prática avançada e médicos** ajudam a prestar uma camada de apoio adicional com os sintomas relacionados com o cancro.
- **Os nutricionistas e dietistas** podem prestar orientação sobre os alimentos mais adequados para a sua doença.
- **Um terapeuta ocupacional** ajuda as pessoas com as tarefas da vida quotidiana.
- **Um fisioterapeuta** ajuda as pessoas a moverem-se com maior conforto e facilidade.
- **Um terapeuta de linfedema certificado** faz uma espécie de massagem, denominada drenagem linfática manual.
- **Os psicólogos e psiquiatras** são especialistas em saúde mental que podem ajudar a gerir certas questões, como a depressão, ansiedade ou outras condições em matéria de saúde mental que podem afetar a forma como se sente.
- **Os assistentes sociais** ajudam as pessoas a resolver e a lidar com problemas no seu dia-a-dia. Os assistentes sociais clínicos também apresentam diagnósticos e tratam problemas mentais, comportamentais e emocionais. A ansiedade que uma pessoa sente quando é diagnosticada com cancro pode ser controlada com a ajuda de assistentes sociais em alguns centros oncológicos. Eles, ou outros trabalhadores designados, podem ajudar a lidar com as complexidades das pressões respeitantes a finanças e seguros.
- **A equipa de investigação** ajuda a recolher dados no âmbito da investigação e a coordenar os cuidados se participar num ensaio clínico.

O seu bem-estar físico, mental e emocional é importante. Conhece-se melhor do que ninguém. Ajude os outros membros da equipa a compreenderem:

- Como se sente
- Do que precisa
- O que está a resultar e o que não está

Dê a cada membro da sua equipa uma lista com nomes e informações de contacto. Assim, todos os que estiverem envolvidos nos seus cuidados saberão rapidamente quem devem contactar em caso de dúvidas ou preocupações.

Conheça melhor a sua equipa de cuidados de saúde e ajude-os também a conhecê-lo melhor.

Fases de tratamento

Seguem-se alguns termos que poderá ouvir da sua equipa de cuidados de saúde.

Indução

Indução ou terapia de primeira linha é a primeira fase de tratamento. O objetivo da indução é a resposta completa (CR) ou remissão. Por vezes, este tratamento inicial é designado por terapia de indução de remissão. Após a indução, terá de realizar exames para obter uma resposta (remissão).

Consolidação

Para aqueles em remissão, a consolidação pode ocorrer após a indução. É utilizada para matar quaisquer células cancerígenas que possam ficar no corpo após a indução. Esta terapia serve para prevenir o reaparecimento do cancro. Por vezes, este tratamento é denominado terapia pós-remissão, que pode ser uma combinação de terapia de consolidação e terapia de manutenção.

Manutenção

A manutenção pode ser a terceira fase de tratamento. É o tratamento utilizado para prevenir o reaparecimento do cancro. Pode ser administrado por um período prolongado e ocorrer durante anos. A manutenção é também denominada terapia pós-consolidação, uma vez que é o tratamento realizado após (pós) consolidação. Nem todas as pessoas irão receber terapia de manutenção. A manutenção pode ser recomendada em função do seu tipo de doença, consolidação e risco de recidiva.

Remissão

Existem diferentes tipos de respostas ao tratamento. Quando não existem sinais de cancro, existe uma resposta completa (CR) ou remissão completa. A remissão pode ser de curto prazo (temporária) ou de longa duração (permanente). No caso de resposta parcial, o cancro continua presente, mas reduziu em tamanho.

Recidiva

Dá-se o nome de recidiva quando o DLBCL reaparece após um período de remissão. O objetivo do tratamento é alcançar novamente a remissão. A ocorrência de uma recidiva é muito grave. É importante perguntar sobre o seu prognóstico.

Refratário

Fala-se em cancro refratário ou resistente quando o DLBCL não desapareceu e não responde ao tratamento. O cancro pode ser resistente no início do tratamento ou pode tornar-se resistente durante o tratamento. A doença refratária é muito grave. É importante perguntar sobre o seu prognóstico.

Vigilância

Será monitorizado ao longo do tratamento. A vigilância observa quaisquer alterações na sua condição após a remissão ou um transplante de células estaminais. Terá de realizar exames durante a vigilância para verificar se ocorre recidiva.

Prevenção de gravidez durante o tratamento

Se engravidar durante a quimioterapia, radioterapia ou outros tipos de terapia sistémica, podem ocorrer malformações congénitas graves. Fale com a sua equipa de cuidados de saúde sobre a prevenção de gravidez durante o tratamento contra o cancro. Aquelas que quiserem engravidar futuramente devem ser encaminhadas para um especialista em fertilidade a fim de discutir as opções antes de iniciarem quimioterapia e/ou radioterapia.

Não deverá engravidar durante o tratamento com terapia sistémica ou radioterapia.

Terapia sistémica

A terapia sistémica é uma terapia medicamentosa que atua em todo o corpo. Os respetivos tipos incluem quimioterapia, terapia dirigida e imunoterapia. A terapia sistémica pode ser utilizada isoladamente ou com outras terapias. Os objetivos da terapia sistémica devem ser discutidos antes de iniciar o tratamento. As suas preferências sobre o tratamento são importantes. Se tiver crenças religiosas ou convicções pessoais relativamente a certos tipos de tratamento, este é o momento de partilhá-las com a sua equipa de cuidados de saúde.

Avisos!

Poderão pedir-lhe para parar de tomar ou evitar determinados suplementos à base de plantas quando estiver a receber terapia sistémica. Alguns suplementos podem afetar a capacidade de um medicamento cumprir a sua missão. É a chamada interação medicamentosa. É fundamental falar com a sua equipa de cuidados de saúde sobre quaisquer suplementos que possa estar a tomar.

Alguns exemplos incluem:

- Curcuma
- Gingko biloba
- Extrato de chá verde
- Hipericão

Certos medicamentos também podem afetar a capacidade de um medicamento cumprir a sua missão. Antiácidos, medicamentos para o coração e antidepressivos são apenas alguns dos medicamentos que podem interagir com um terapia sistémica. É por este motivo que é importante informar o seu médico sobre quaisquer medicamentos, vitaminas, medicamentos de venda livre (OTC), medicamentos à base de plantas ou suplementos que esteja a tomar. Leve consigo uma lista para cada consulta.

Quimioterapia

A quimioterapia mata as células de crescimento rápido em todo o corpo, incluindo células cancerígenas e algumas células normais. Pode ser utilizada mais do que uma quimioterapia para tratar o DLBCL. Fala-se em agente único quando é utilizado apenas um medicamento. Um regime de combinação ou multiagente inclui a utilização de dois ou mais medicamentos na quimioterapia.

Alguns medicamentos para quimioterapia são líquidos infundidos numa veia ou injetados sob a pele com uma agulha. Podem ser administrados outros medicamentos para a quimioterapia, como um comprimido para engolir. A dose final difere de pessoa para pessoa, porque baseia-se no peso corporal. A quimioterapia intratecal é injetada no líquido cerebral.

Na maioria dos casos, a quimioterapia é administrada em ciclos de dias de tratamento seguidos de dias de repouso. Tal permite que o corpo recupere antes do ciclo seguinte. Os ciclos têm uma duração variável consoante a quimioterapia utilizada. Terá de realizar exames para ver se o tratamento está a resultar. Poderá passar algum tempo no hospital durante o tratamento.

Segue-se um exemplo de regime combinado de medicamentos para quimioterapia:

- EPOCH é etopósido (Etopophos), prednisona, vincristina, ciclofosfamida e doxorrubicina.

Quimioimunoterapia

A quimioimunoterapia, também denominada imunoquimioterapia, inclui medicamentos para quimioterapia e imunoterapia para tratar o cancro.

Alguns exemplos incluem:

- RCHOP é rituximab (Rituxan), ciclofosfamida, doxorrubicina, vincristina e prednisona.
- RCDOP é rituximab, ciclofosfamida, doxorrubicina lipossomal (Doxil), vincristina e prednisona.
- RCEOP é rituximab, ciclofosfamida, etopósido, vincristina e prednisona.
- RCEPP é rituximab, ciclofosfamida, etopósido, prednisona e procarbazina (Matulane).
- RGCVP é rituximab, gemcitabina (Gemzar ou Infugem), ciclofosfamida, vincristina e prednisona.

“Durante a quimioterapia, certifiquei-me de que comia mesmo quando não tinha fome e que bebia muita água.”

Imunoterapia

A imunoterapia é uma terapia medicamentosa que aumenta a atividade do seu sistema imunitário. Ao fazê-lo, melhora a capacidade de o seu corpo detetar e destruir as células cancerígenas. A imunoterapia pode ser administrada isoladamente ou com outros tipos de tratamento.

Terapia com células T CAR dirigidas ao CD19

A imunoterapia com células T autólogas geneticamente modificadas direcionadas ao CD19 (terapia com células T CAR dirigidas ao CD19) ou terapia com células T CAR anti-CD19 é feita a partir as suas próprias células T. As células T serão removidas do seu corpo e, no laboratório, um CAR (recetor de antigénio quimérico) será adicionado às mesmas. Desta forma, as células T são programadas para detetar as células cancerígenas. As células T programadas serão novamente infundidas no seu corpo para detetar e matar as células cancerígenas. Este tratamento não é para todos. Podem ocorrer reações graves e até mesmo com risco de vida.

A terapia com células T CAR só é utilizada em tratamentos de terceira linha ou posteriores.

- Axicabtagene ciloleucel (Yescarta)
- Lisocabtagene melaleuca (Breyanzi)
- Tisagenlecleucel (Kymriah)

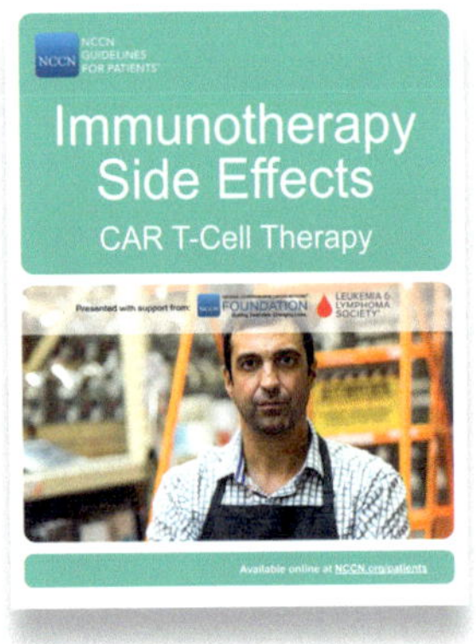

Obtenha mais informações sobre a terapia com células T CAR nas *NCCN Guidelines for Patients: Immunotherapy Side Effects*, disponíveis em NCCN.org/patientguidelines.

Terapia com anticorpo monoclonal

A terapia com anticorpos utiliza anticorpos para ajudar o corpo a combater o cancro, as infeções ou outras doenças. Os anticorpos são proteínas produzidas pelo sistema imunitário que se ligam a marcadores específicos nas células ou tecidos. Os anticorpos monoclonais (mAbs) utilizados no tratamento do cancro podem matar diretamente as células cancerígenas, podem bloquear o desenvolvimento dos vasos sanguíneos no tumor ou podem ajudar o sistema imunitário a matar as células cancerígenas. Tal como acontece noutros tratamentos, existe potencial para complicações.

- O rituximab (Rituxan) atua contra a proteína CD20 presente na superfície das células B. Quando se liga a esta proteína, ativa a morte celular. Pode ser utilizado um biossimilar ou substituto em vez de rituximab. Um biossimilar é um medicamento praticamente idêntico fabricado por outra empresa. Deve ser utilizado exatamente da mesma forma e com a mesma dose que rituximab. Os biossimilares incluem: Riabni, Rituxan Hycela, Ruxience e Truxima.
- Outros exemplos de terapia com mAb incluem brentuximab vedotina (Adcetris), nivolumab (Opdivo), pembrolizumab (Keytruda), polatuzumab vedotina-piiq (Polivy) e tafasitamab-cxix (Monjuvi).

Terapia dirigida

A terapia dirigida é uma terapia medicamentosa que se foca em características específicas ou únicas das células cancerígenas.

As terapias dirigidas visam descobrir como as células cancerígenas se desenvolvem, se dividem e se movem no corpo. Estes medicamentos interrompem a ação das moléculas que ajudam as células cancerígenas a se desenvolverem e/ou sobreviverem. Ibrutinib (Imbruvica) é um exemplo.

Radioterapia

A radioterapia (RT) utiliza radiação de alta energia a partir dos fotões, eletrões ou protões e de outras fontes para matar as células cancerígenas e diminuir os tumores. É administrada durante um certo período. A radioterapia pode ser administrada isoladamente ou com determinadas terapias sistémicas. Fala-se de RT paliativa quando utilizada como cuidados de apoio para ajudar a aliviar a dor ou o desconforto causado pelo cancro.

- A RT administrada para prevenir o cancro no sistema nervoso central ou testículos é denominada profilaxia ou RT profilática.
- Os doentes com cancro no sistema nervoso central no momento do diagnóstico podem receber radiação na área do cérebro.
- Os doentes com doença testicular no momento do diagnóstico que permanece após a terapia de indução podem receber radiação nos testículos.

Para planear a RT, pode ser utilizado um exame CT em quatro dimensões (4D). Uma 4D-CT regista várias imagens ao longo do tempo. Permite a reprodução do exame em vídeo, de forma a monitorizar e observar o movimento interno.

EBRT

A radioterapia de feixe externo (EBRT) utiliza uma máquina fora do corpo que aponta radiação para o(s) tumores(s) ou áreas do corpo.

Os tipos comuns de EBRT que podem ser utilizados para tratar o seu cancro incluem os seguintes:

- A radioterapia conformal tridimensional (3D-CRT) utiliza software informático e imagens de CT para apontar feixes que correspondem à forma do tumor.
- A radioterapia de intensidade modulada (IMRT) utiliza pequenos feixes de diferentes potências para corresponder à forma do tumor.
- A radioterapia do local envolvido (ISRT) trata o cancro presente nos gânglios linfáticos ou próximo deles (doença nodal)

Irradiação craniana

Na irradiação craniana, as áreas do cérebro direcionadas para o tratamento de radiação do DLBCL são diferentes das áreas direcionadas para as metástases cerebrais de tumores sólidos. A irradiação craniana pode ser administrada para prevenir a disseminação do DLBCL para o cérebro. A isto se chama profilaxia.

Irradiação corporal total

A irradiação corporal total (TBI) é a radiação de corpo inteiro administrada antes do transplante de medula óssea.

Transplante de células estaminais

Um transplante de células estaminais (SCT) substitui as células estaminais da medula óssea. Também pode ouvir a denominação transplante de células hematopoiéticas (HCT) ou transplante de medula óssea (BMT). Este livro irá referir-se ao mesmo como SCT.

Existem dois tipos de SCT:

- **Autólogo** – as células estaminais são provenientes de si próprio
- **Alogénico** – as células estaminais são provenientes de um dador que pode ter ou não uma relação de parentesco consigo

Transplante autólogo

Um transplante autólogo é também denominado HDT/ASCR (terapia de dose elevada com resgate de células estaminais autólogas) ou autoSCT. Em primeiro lugar, as suas células estaminais saudáveis serão removidas. Em seguida, irá receber tratamento para matar as células da medula óssea. As suas células estaminais saudáveis serão devolvidas para "resgatar" a sua medula.

Transplante alogénico

Um transplante alogénico utiliza células estaminais saudáveis de um dador. O dador pode ter ou não uma relação de parentesco consigo. Um SCT alogénico (alloSCT) é por vezes utilizado para tratar uma recidiva.

Antes de um SCT, é necessário tratamento para destruir as células da medula óssea. Este processo é denominado condicionamento e abre espaço para as células estaminais saudáveis do dador. Também enfraquece o sistema imunitário para que o seu corpo não mate as células transplantadas. A quimioterapia é utilizada no condicionamento. Também pode ser administrada radioterapia como parte do tratamento de condicionamento.

Após o condicionamento, irá receber as células estaminais saudáveis através de uma transfusão. Uma transfusão é a injeção lenta de produtos derivados do sangue numa veia. Este processo pode demorar várias horas. As células estaminais transplantadas irão viajar até à medula óssea e desenvolver-se. Irão formar-se novas células sanguíneas saudáveis. A isto se chama enxerto. Geralmente, demora entre 2 e 4 semanas. Até lá, a sua defesa imunitária será pouca ou nenhuma. Terá de ficar num quarto muito limpo do hospital ou tomar antibióticos para prevenir ou tratar eventuais infeções. Também é possível fazer transfusões. A transfusão de glóbulos vermelhos é utilizada para prevenir hemorragias e tratar anemia (contagem de glóbulos vermelhos abaixo do normal). A transfusão de plaquetas é utilizada para tratar uma baixa contagem de plaquetas ou hemorragias. Enquanto aguardar o enxerto das células, irá provavelmente sentir-se cansado e fraco.

Possíveis efeitos secundários

Todos os tratamentos têm efeitos secundários. Será monitorizado quanto a infeções, recidiva da doença e doença de enxerto contra hospedeiro (GVHD). Na GVHD, as células do dador atacam o seu tecido saudável normal. Há tratamentos para a GVHD. Consulte o seu médico sobre os possíveis efeitos secundários ou complicações do SCT e como podem afetar a sua qualidade de vida.

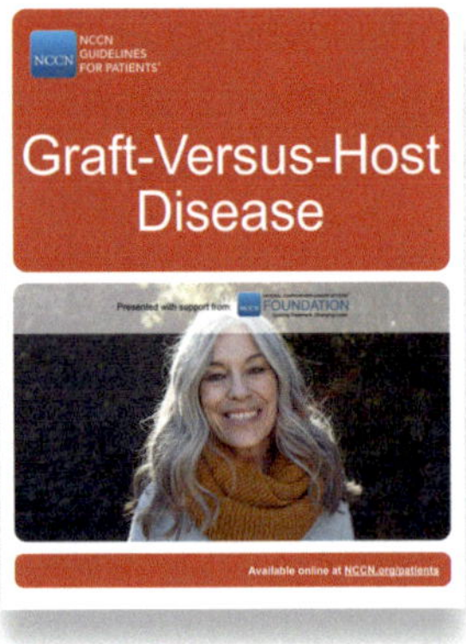

Obtenha mais informações sobre a GVHD nas *NCCN Guidelines for Patients: Graft-Versus-Host Disease*, disponíveis em NCCN.org/patientguidelines.

Cirurgia

A cirurgia é uma operação ou procedimento para remover o cancro do corpo. A cirurgia não faz parte da rotina de tratamento do DLBCL. Se for necessária cirurgia, solicite o parecer de um cirurgião experiente. O cirurgião deve ser especialista em realizar as cirurgias adequadas aos doentes com DLBCL. Os hospitais que realizam muitas cirurgias têm frequentemente melhores resultados. Pode pedir encaminhamento para um hospital ou centro oncológico que tenha experiência no tratamento do seu tipo de cancro.

Ensaios clínicos

Um ensaio clínico é um tipo de estudo de investigação médica. Depois de serem desenvolvidas e testadas em laboratório, novas formas potenciais de combater o cancro têm de ser estudadas nas pessoas. Se a segurança e eficácia forem verificadas num ensaio clínico, um medicamento, dispositivo ou abordagem de tratamento poderá ser aprovada pela Food and Drug Administration (FDA) dos EUA.

Os doentes com cancro devem ponderar cuidadosamente todas as opções de tratamento disponíveis para o seu tipo de cancro, incluindo tratamentos padrão e ensaios clínicos. Fale com o seu médico sobre se um ensaio clínico pode fazer sentido para si.

Fases

A maioria dos ensaios clínicos de cancro foca-se no tratamento. Os ensaios de tratamento são feitos por fases.

- **Os ensaios de fase I** estudam a dose, a segurança e os efeitos secundários de um medicamento experimental ou abordagem de tratamento. Também procuram os primeiros sinais de que o medicamento ou a abordagem seja útil.

Encontrar um ensaio clínico

Nos Estados Unidos

Centros oncológicos da NCCN
NCCN.org/cancercenters

O National Cancer Institute (NCI)
cancer.gov/about-cancer/treatment/clinical-trials/search

A nível mundial

A National Library of Medicine (NLM) dos EUA
clinicaltrials.gov

Precisa de ajuda para encontrar um ensaio clínico?
Cancer Information Service (CIS) do NCI
1.800.4.CANCER (1.800.422.6237)
cancer.gov/contact

- **Os ensaios de fase II** estudam a forma como o medicamento ou abordagem responde contra um tipo específico de cancro.
- **Os ensaios de fase III** testam o medicamento ou abordagem em relação a um tratamento padrão. Se os resultados forem favoráveis, poderá receber aprovação da FDA.
- **Os ensaios de fase IV** estudam a segurança a longo prazo e o benefício de um tratamento aprovado pela FDA.

Quem pode participar?

Cada ensaio clínico tem as suas regras de admissão, os chamados critérios de elegibilidade. As regras podem estar relacionadas com a idade, tipo de cancro e respetivo estádio, história de tratamento ou estado geral de saúde. Estes requisitos garantem que os participantes são similares de maneiras específicas e que o ensaio é tão seguro quanto possível para os participantes.

Consentimento informado

Os ensaios clínicos são controlados por um grupo de especialistas, que é denominado equipa de investigação. A equipa de investigação irá analisar o estudo consigo ao pormenor, incluindo a respetiva finalidade e os riscos e benefícios de participar. Todas estas informações também são fornecidas num formulário de consentimento informado. Leia atentamente o formulário e exponha as suas dúvidas antes de o assinar. Tire algum tempo para falar com familiares, amigos ou outras pessoas em quem confia. Lembre-se que pode sempre deixar o ensaio clínico e procurar tratamento fora do mesmo a qualquer momento.

Inicie a conversa

Não fique à espera que o seu médico fale sobre os ensaios clínicos. Inicie a conversa e fique a conhecer todas as suas opções de tratamento. Se encontrar um estudo para o qual possa ser elegível, pergunte à sua equipa de tratamento se preenche os requisitos. Se já tiver iniciado um tratamento padrão, pode não ser elegível para determinados ensaios clínicos. Tente não desanimar caso não possa participar. Estão constantemente a aparecer novos ensaios clínicos.

Perguntas frequentes

Há muitos mitos e ideias erradas sobre os ensaios clínicos. Os possíveis benefícios e riscos não são bem compreendidos por muitos que sofrem de cancro.

Vou receber placebo?

Os placebos (versões inativas de medicamentos verdadeiros) quase nunca são utilizados sozinhos nos ensaios clínicos na área do cancro. É frequente receber ou um placebo com um tratamento padrão ou um novo medicamento com um tratamento padrão. Será informado, oralmente e por escrito, se o placebo fizer parte de um ensaio clínico antes de participar.

Os ensaios clínicos são gratuitos?

Não tem de pagar nenhuma comissão para participar num ensaio clínico. O patrocinador do estudo paga os custos relacionados com a investigação, incluindo o medicamento do estudo. Pode, no entanto, ter despesas indiretamente associadas ao ensaio, como o custo do transporte ou cuidados infantis devido às consultas adicionais. Durante o ensaio, irá continuar a receber os cuidados oncológicos padrão. Estes cuidados são faturados à seguradora e, muitas vezes, são cobertos pelo seguro. É responsável pelo pagamento de coparticipações e quaisquer custos referentes a estes cuidados que não estejam cobertos pelo seu seguro.

Cuidados de apoio

Os cuidados de apoio são cuidados de saúde prestados durante todos os estádios do cancro. Têm como objetivo prevenir, reduzir e aliviar o sofrimento, assim como melhorar a qualidade de vida. Os cuidados de apoio podem incluir alívio da dor (cuidados paliativos), apoio emocional ou espiritual, auxílio financeiro ou aconselhamento familiar. Diga à sua equipa de cuidados de saúde como se sente e comunique quaisquer efeitos secundários para que estes possam ser geridos. Os cuidados de apoio e os cuidados paliativos são, muitas vezes, utilizados alternadamente.

É muito importante que cuide de si próprio e, para isso, tem de se alimentar bem, beber muitos líquidos, fazer exercício físico e praticar atividades que o façam sentir-se com mais energia. Terá de ter forças para fazer face ao tratamento. Alguns potenciais efeitos secundários e procedimentos são descritos a seguir. Não são apresentados por ordem de importância. Alguns efeitos secundários são muito raros.

Anemia, neutropenia e trombocitopenia

Alguns tratamentos contra o cancro podem provocar baixas contagens de células sanguíneas.

- A **anemia** é uma doença em que o seu corpo não produz células sanguíneas saudáveis suficientes, o que faz com que menos oxigénio seja transportado para as células.
- A **neutropenia** consiste na redução dos neutrófilos, o tipo de glóbulo branco mais comum. Esta condição coloca-o em risco de desenvolver infeções.
- A **trombocitopenia** é uma doença em que não existem plaquetas suficientes no sangue.

Comunique à sua equipa de cuidados de saúde todos os efeitos secundários para que estes possam ser geridos.

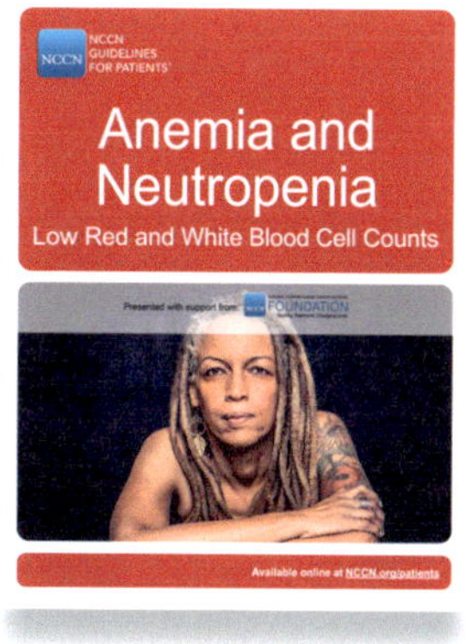

Para obter mais informações sobre anemia, neutropenia e trombocitopenia, consulte as *NCCN Guidelines for Patients: Anemia and Neutropenia*, disponíveis em NCCN.org/patientguidelines.

Angústia

Depressão, ansiedade e problemas de sono são comuns no cancro. Fale com o seu médico e com aqueles com quem se sente mais confortável sobre como se sente. Existem serviços, pessoas e medicamentos que podem ajudá-lo. Estão disponíveis serviços de apoio e de aconselhamento.

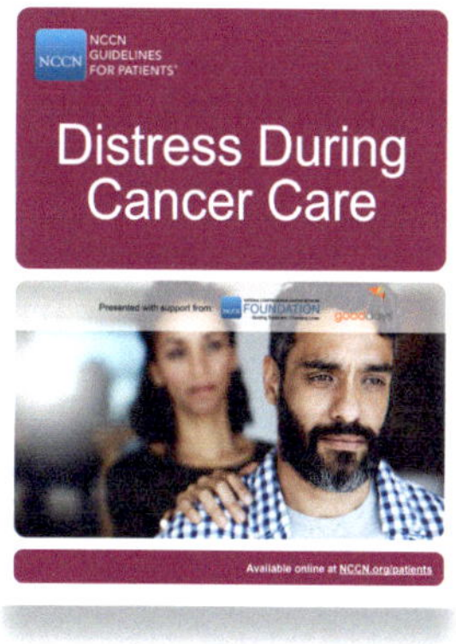

Para obter mais informações, consulte as *NCCN Guidelines for Patients: Distress During Cancer Care*, disponíveis em NCCN.org/patientguidelines.

Fadiga

A fadiga consiste num cansaço extremo e na incapacidade de funcionar devido à falta de energia. A fadiga pode ser causada pelo cancro ou pode ser um efeito secundário do tratamento. Diga à sua equipa de cuidados de saúde como se está a sentir e se a fadiga o está a impedir de fazer aquilo que gosta. Fazer uma dieta equilibrada, exercício físico, ioga e massagens terapêuticas pode ajudar. Poderá ser encaminhado para um nutricionista ou dietista para ajudar com a fadiga.

Queda de cabelo/pelo

A quimioterapia pode causar a queda de cabelo/pelo (alopecia) em todo o seu corpo – não acontece apenas no couro cabeludo. Alguns medicamentos para quimioterapia podem causar mais queda de cabelo/pelo do que outros. A dosagem também pode afetar a quantidade de cabelo/pelo que cai. Na maioria das vezes, a queda de cabelo/pelo provocada pela quimioterapia é temporária. O cabelo/pelo geralmente volta a crescer 3 a 6 meses após o final do tratamento. O seu cabelo/pelo poderá crescer com uma cor ou textura diferente.

Arrefecimento do couro cabeludo

O arrefecimento do couro cabeludo (ou hipotermia do couro cabeludo) pode ajudar a atenuar a queda de cabelo nos doentes que recebem determinados tipos de quimioterapia. Algumas pessoas acham o arrefecimento do couro cabeludo desconfortável e têm dores de cabeça como efeito secundário devido ao frio. O seu cabelo pode cair mesmo com o tratamento de arrefecimento do couro cabeludo.

Hipersensibilidade, alergia e anafilaxia

Alguns tratamentos podem causar uma reação indesejada. A hipersensibilidade é uma resposta exagerada do sistema imunitário a um medicamento ou outra substância. Tal pode incluir urticária, vergões na pele e dificuldades respiratórias. Uma alergia é uma reação imunológica a uma substância que é normalmente inofensiva ou não causa uma resposta imunológica na maioria das pessoas. Uma resposta alérgica pode causar sintomas prejudiciais, como prurido ou inflamação (inchaço). Anafilaxia ou choque anafilático é uma reação alérgica grave que pode pôr em risco a vida humana.

Infeções

As infeções ocorrem mais frequentemente e são mais graves nas pessoas que têm um sistema imunitário enfraquecido. O tratamento medicamentoso para DLBCL pode enfraquecer as defesas naturais do corpo contra as infeções. Se não forem tratadas atempadamente, as infeções podem ser fatais. As infeções podem ser causadas por vírus, fungos ou bactérias. Os antibióticos podem tratar as infeções bacterianas. Os medicamentos antifúngicos podem tratar as infeções fúngicas. Poderá ter de tomar medicamentos antivirais para prevenir infeções virais.

Leucaférese

Na leucaférese, será ligado a uma máquina denominada centrifugadora. A centrifugadora separa os glóbulos brancos (leucócitos) de outras células sanguíneas. Assim que os leucócitos em excesso são removidos, o sangue é reinserido no corpo. Este processo também é designado por leucocitaférese.

Linfedema

Linfedema é uma condição em que ocorre a acumulação de líquido linfático excedente nos tecidos, provocando inchaço. Pode surgir quando parte do sistema linfático é danificado ou bloqueado, como durante a cirurgia para remover gânglios linfáticos ou a radioterapia. Os cancros que bloqueiam os vasos linfáticos também podem causar linfedema. Em geral, aparece algum inchaço que se desenvolve lentamente ao longo do tempo. Pode desenvolver-se durante o tratamento ou pode aparecer anos após o tratamento. Se tiver linfedema, poderá ser encaminhado para um especialista em gestão de linfedema. O inchaço pode ser reduzido através de exercício físico, massagens, mangas de compressão, entre outros meios. Consulte a sua equipa de cuidados de saúde sobre as formas de tratamento de linfedema.

Náuseas e vómitos

As náuseas e os vómitos são um efeito secundário frequente do tratamento. Terá de tomar medicação para prevenir e tratar as náuseas e os vómitos.

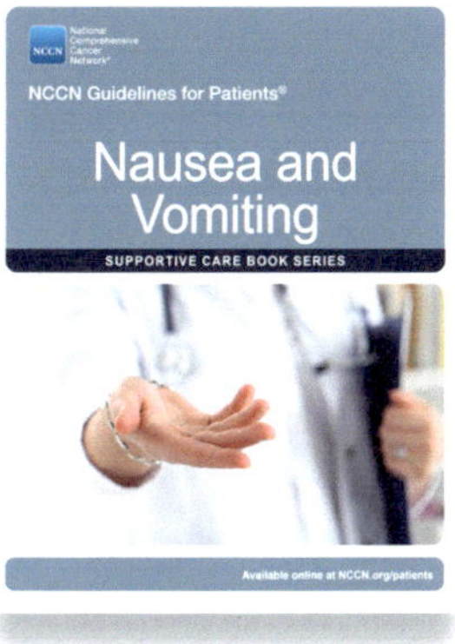

Para obter mais informações, consulte as *NCCN Guidelines for Patients: Nausea and Vomiting*, disponíveis em NCCN.org/patientguidelines.

Efeitos neurocognitivos

Alguns tratamentos podem danificar o sistema nervoso (neurotoxicidade), dando origem a problemas de concentração e memória. Os sobreviventes correm o risco de desenvolver neurotoxicidade e podem ser aconselhados a realizar testes neuropsicológicos. A neuropsicologia analisa a forma como a saúde do cérebro afeta o seu pensamento e comportamento. Os testes neuropsicológicos podem identificar os seus limites e os médicos podem criar um plano que o ajude com esses limites.

Neuropatia

A neuropatia é um problema do sistema nervoso que causa dor, dormência, formigueiro, inchaço ou fraqueza muscular em diferentes partes do corpo. Começa geralmente nas mãos ou nos pés e agrava-se com o passar do tempo. A neuropatia pode ser provocada pelo cancro ou pelo tratamento contra o cancro, como a quimioterapia.

Escreva um diário da dor

Um diário da dor é um registo escrito que o ajuda a controlar quando tem dor, quão intensa é, o que a causa e o que faz com que melhore ou piore. Utilize um diário da dor para discutir a sua dor com a equipa de cuidados de saúde. Poderá ser encaminhado para um especialista em gestão da dor.

Inclua no seu diário da dor:

- A hora de administração e a dose de todos os medicamentos
- Quando a dor começa e termina ou atenua
- Onde sente dor
- Descreva a sua dor. É latejante, aguda, intensa, causa formigueiro ou ardor? É constante ou vai e vem?
- A dor muda em diferentes horas do dia? Quando?
- A dor agrava-se antes ou depois das refeições? A ingestão de determinados alimentos ou bebidas melhora a dor?
- A dor melhora ou piora com a atividade? Que tipo de atividade?
- A dor impede-o de adormecer à noite? A dor acorda-o durante a noite?
- Classifique a sua dor de 0 (sem dor) a 10 (a pior dor que já sentiu)
- A dor impede-o de fazer aquilo que gosta?

Dor

Comunique à sua equipa de cuidados de saúde se sente alguma dor ou desconforto. Poderá reunir-se com um especialista em cuidados paliativos ou em dor para gerir a sua dor.

Efeitos secundários

Todos os tratamentos do cancro podem causar problemas de saúde indesejados, os chamados efeitos secundários. Os efeitos secundários dependem de muitos fatores. Estes fatores incluem o tipo e a dose de medicamento, a duração do tratamento e a pessoa em si. Alguns efeitos secundários podem ser prejudiciais para a sua saúde. Outros podem ser apenas desagradáveis. O tratamento do DLBCL pode causar inúmeros efeitos secundários. Alguns são muito graves.

Solicite uma lista completa dos efeitos secundários associados aos seus tratamentos. Além disso, fale com a sua equipa de tratamento se surgirem novos sintomas ou se os sintomas se agravarem. Pode haver formas de ajudá-lo a sentir-se melhor. Também existe a possibilidade de prevenir alguns efeitos secundários.

Efeitos tardios

Os efeitos tardios são efeitos secundários que ocorrem meses ou anos após o diagnóstico da doença ou após o final do tratamento. Os efeitos tardios podem ser causados pelo cancro ou pelo tratamento do cancro. Podem incluir problemas de natureza física, mental e social, assim como segundos cancros. Quanto mais cedo tratar os efeitos tardios, melhor. Pergunte à sua equipa de cuidados de saúde que efeitos tardios podem ocorrer. Assim, sempre fica a saber com o que pode contar.

Toxicidade relacionada com a terapia

Muitas das terapias medicamentosas utilizadas para tratar o DLBCL podem ser prejudiciais para o corpo. Será cuidadosamente monitorizado quanto à toxicidade relacionada com a terapia.

Dificuldades alimentares

Por vezes, os efeitos secundários provocados pela cirurgia, pelo cancro ou por outros tratamentos podem fazer com que não tenha fome ou se sinta maldisposto (nauseado). Podem aparecer feridas na boca. É importante ter uma alimentação saudável durante o tratamento. Tal inclui fazer uma dieta equilibrada, ingerir a quantidade adequada de alimentos e beber líquidos suficientes. Um dietista credenciado que seja especialista em nutrição e alimentos pode ajudar. Fale com a sua equipa de cuidados de saúde se sentir dificuldades em comer ou em manter o seu peso.

Síndrome de lise tumoral

O tratamento do cancro causa a morte celular. Na síndrome de lise tumoral (TLS), os resíduos libertados pelas células mortas acumulam-se no corpo, causando danos nos rins e distúrbios eletrolíticos graves no sangue. Alterações nos níveis de creatinina, ácido láctico, ácido úrico, fósforo (Phos), potássio (K) e cálcio (Ca) podem ser um sinal de TLS. A TLS pode implicar risco de vida.

> "O tratamento medicamentoso para DLBCL foi intenso e forte. E tive efeitos secundários invulgares. Falei logo com a minha equipa de cuidados de saúde quando me apercebi de um efeito secundário. Isso ajudou verdadeiramente. Trataram de tudo muito bem!"

Sobrevivência

Após o tratamento, a sua saúde será monitorizada quanto aos efeitos secundários do tratamento e ao retorno do cancro. Este controlo faz parte do seu plano de cuidados de sobrevivência. É importante manter as consultas médicas de acompanhamento e as consultas para exames imagiológicos. Procure incluir bons cuidados médicos na sua rotina, incluindo consultas médicas regulares para cuidados preventivos e rastreio de cancro.

Deve receber um plano de cuidados de sobrevivência personalizado. Este irá incluir um resumo dos possíveis efeitos do tratamento a longo prazo e indicar os exames de acompanhamento. Saiba como o seu prestador de cuidados primários irá coordenar os seus cuidados de acompanhamento com os especialistas.

Para obter mais informações sobre a sobrevivência, consulte as *NCCN Guidelines for Patients: Survivorship*, disponíveis em NCCN.org/patientguidelines.

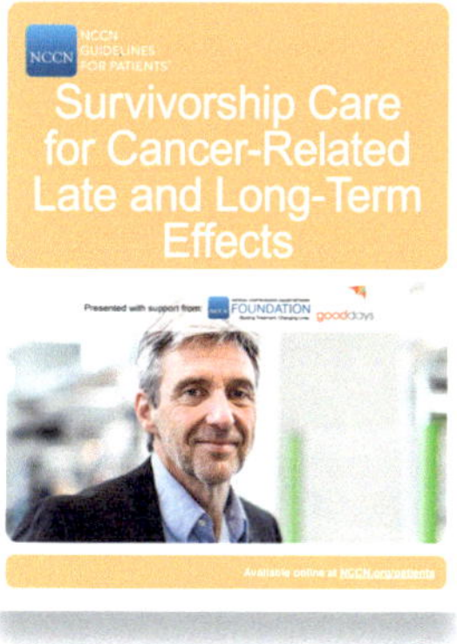

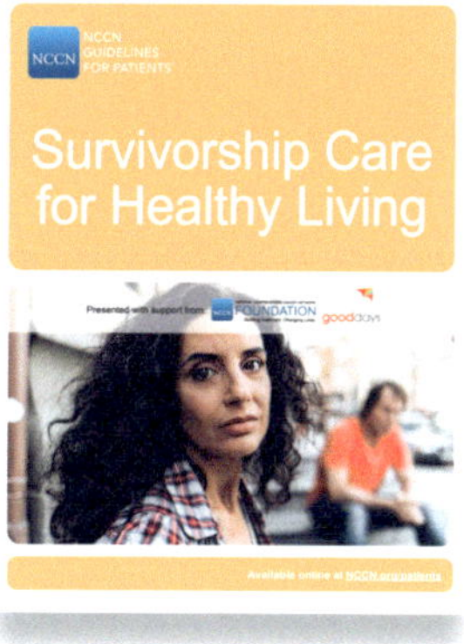

Mantenha as consultas de acompanhamento e as consultas para exames imagiológicos. Procure incluir bons cuidados médicos na sua rotina, incluindo cuidados preventivos e rastreios de cancro.

Pontos essenciais

- As decisões de tratamento devem envolver uma equipa multidisciplinar (EMD) de diferentes domínios da medicina, que possua conhecimentos (especializados) e seja experiente no seu tipo de cancro.
- O DLBCL pode ser tratado. O objetivo do tratamento é alcançar uma resposta completa (CR) ou remissão.
- A terapia sistémica atua em todo o corpo. Esta inclui quimioterapia, terapia dirigida e imunoterapia.
- A radioterapia (RT) utiliza radiação de alta energia a partir dos fotões, protões, eletrões e de outras fontes para matar as células cancerígenas e diminuir os tumores.
- A quimioterapia mata as células de crescimento rápido em todo o corpo, incluindo células cancerígenas e algumas células normais.
- As terapias dirigidas podem bloquear os meios através dos quais as células cancerígenas se desenvolvem, se dividem e se movem no corpo.
- O tratamento pode afetar a fertilidade em todos os sexos. Aqueles que quiserem ter filhos futuramente devem ser encaminhados para um especialista em fertilidade antes de iniciarem quimioterapia e/ou radioterapia a fim de discutir as opções.
- Um transplante de células estaminais (SCT) substitui as células estaminais danificadas da medula óssea por células estaminais saudáveis. Também pode ouvir a denominação transplante de células hematopoiéticas (HCT) ou transplante de medula óssea (BMT).
- Os ensaios clínicos estudam o quão seguros e úteis são os testes e os tratamentos do cancro para as pessoas.
- Os cuidados de apoio são cuidados de saúde que aliviam os sintomas causados pelo cancro ou respetivo tratamento e melhoram a qualidade de vida. Os cuidados de apoio são sempre prestados.
- Todos os tratamentos do cancro podem causar problemas de saúde indesejados, os chamados efeitos secundários. É importante que comunique à sua equipa de cuidados de saúde todos os efeitos secundários para que estes possam ser geridos.
- Fazer uma dieta equilibrada, beber líquidos suficientes, fazer exercício físico, ioga e massagens terapêuticas pode ajudar a gerir os efeitos secundários.
- Alguns efeitos secundários, chamados efeitos tardios, podem levar anos a aparecer. O risco de aparecimento de efeitos tardios irá depender do(s) tipo(s) de tratamento do cancro que recebeu, assim como da dose administrada e durante quanto tempo foi tratado. É importante que vá às consultas de acompanhamento.

4

Estádios 1, 2, 3 e 4

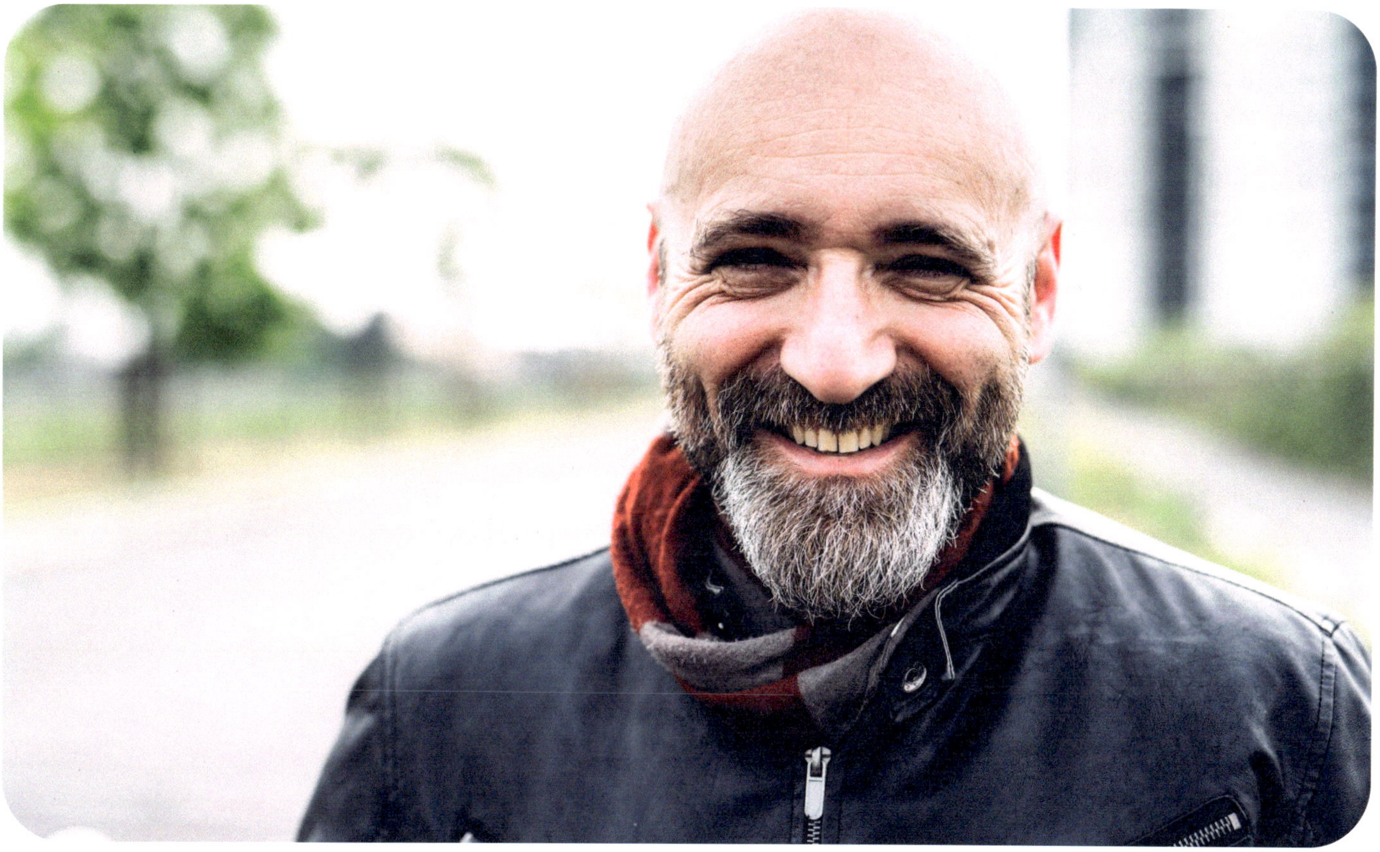

O tratamento para DLBCL é baseado no estádio do cancro e consiste frequentemente na combinação de quimioimunoterapia e radioterapia. Juntos, você e a sua equipa de cuidados de saúde irão escolher o plano de tratamento certo para si.

Estadiamento

É realizado um exame PET e/ou CT para estadiar o DLBCL. Além disso, as decisões de tratamento baseiam-se na histologia e nos resultados dos testes genéticos e de biomarcadores. A histologia é a aparência geral, assim como o tamanho, a forma e o tipo das suas células.

Em geral, os estádios do DLBCL são os seguintes:

- **Estádio 1** – Doença encontrada num gânglio linfático ou num grupo de gânglios linfáticos próximos.
- **Estádio 2** – Doença encontrada em dois ou mais grupos de gânglios linfáticos no mesmo lado do diafragma
- **Estádio 2 volumoso** - A doença volumosa significa que há áreas do linfoma que medem 7,5 centímetros (cm) ou mais.
- **Estádio 3** – Doença encontrada nos gânglios linfáticos acima e abaixo do diafragma no mesmo lado do corpo ou doença encontrada nos gânglios acima do diafragma e no baço.
- **Estádio 4** – A doença alastrou para além do sistema linfático para outras partes do corpo.

Regiões dos gânglios linfáticos

Regiões dos gânglios linfáticos com base no sistema de estadiamento de Ann Arbor.

Lymph_node_regions.jpg: http://training.seer.cancer.gov/ss_module08_lymph_leuk/lymph_unit02_sec02_reg_lns.html derivative work: Fred the Oyster, Domínio público, via Wikimedia Commons

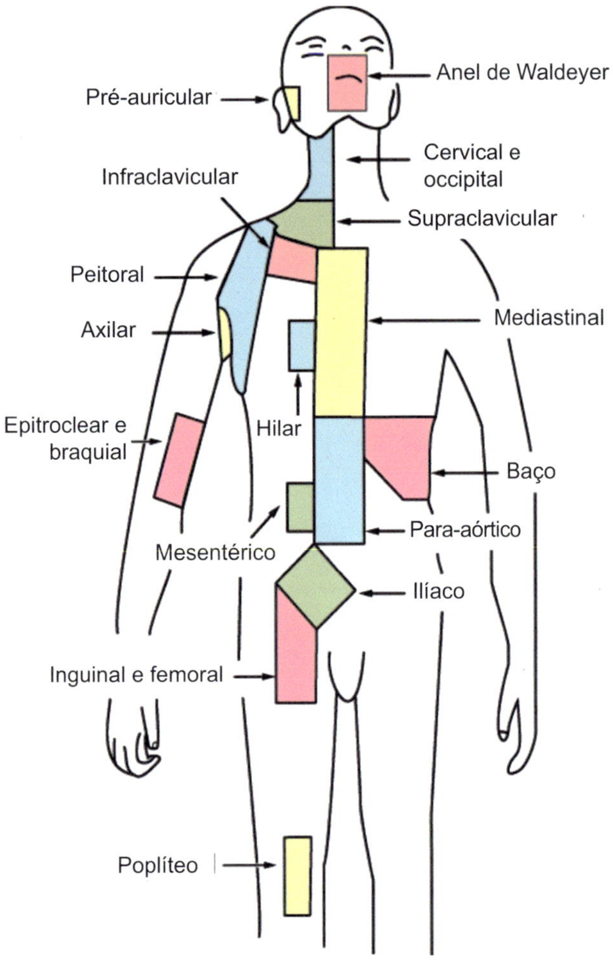

Tratamento

O DLBCL é primeiramente tratado com RCHOP. A radioterapia pode ser administrada a seguir. A radioterapia do local envolvido (ISRT) trata o cancro presente nos gânglios linfáticos ou próximo deles (doença nodal). A ISRT é recomendada para os doentes que não podem ou não querem receber quimioimunoterapia.

RCHOP consiste em rituximab, ciclofosfamida, doxorrubicina, vincristina e prednisona. Para conhecer todas as opções de primeira linha, consulte o Guia 4.

Guia 4
Opções de terapia de primeira linha

Preferencial	• Rituximab, ciclofosfamida, doxorrubicina, vincristina e prednisona (RCHOP)
Outra recomendada	• Etopósido, prednisona, vincristina, ciclofosfamida e doxorrubicina com dose ajustada (DA-EPOCH)
Para doentes com problemas cardíacos	• Etopósido, prednisona, vincristina, ciclofosfamida e doxorrubicina com dose ajustada (DA-EPOCH) • Rituximab, ciclofosfamida, doxorrubicina lipossomal (Doxil), vincristina e prednisona (RCDOP) • Rituximab, ciclofosfamida, etopósido, vincristina e prednisona (RCEOP) • Rituximab, ciclofosfamida, etopósido, prednisona e procarbazina (RCEPP) • Rituximab, gemcitabina, ciclofosfamida, vincristina e prednisona (RGCVP)
Para doentes fragilizados ou com mais de 80 anos de idade com outros problemas de saúde	• Rituximab, ciclofosfamida, etopósido, prednisona e procarbazina (RCEPP) • Rituximab, ciclofosfamida, doxorrubicina lipossomal (Doxil), vincristina e prednisona (RCDOP) • Rituximab com mini-CHOP (R-mini-CHOP) • Rituximab, gemcitabina, ciclofosfamida, vincristina e prednisona (RGCVP)

*Nota: pode ser utilizado um biossimilar aprovado pela FDA para rituximab.

Estádios 1 e 2 não volumosos

O tratamento da doença de estádio 1 ou 2 não volumoso consiste em 3 ciclos de RCHOP. A isto se chama quimioimunoterapia de primeira linha. O seu cancro será novamente estadiado através de PET/CT após 3 ciclos de RCHOP e mais uma vez após o último ciclo.

- Em caso de resposta completa, fará mais 1 ciclo de RCHOP para um total de 4 ciclos ou radioterapia (ISRT). Depois, irá entrar em vigilância e será monitorizado quanto a recidiva.
- Em caso de resposta parcial, fará mais 1 a 3 ciclos de RCHOP num total de 4 a 6 ciclos de radioterapia (ISRT), se o exame PET for positivo para a doença após 3 ciclos de RCHOP.
- Se a doença tiver progredido, será realizada uma nova biópsia e será tratado para doença refratária, que está descrita no Capítulo 5: Recidiva e doença refratária.

É muito importante que continue a tomar os medicamentos prescritos e não deixe de tomar ou se esqueça de tomar uma dose.

DLBCL de estádio 2

No DLBCL de estádio 2, o cancro está presente em dois ou mais grupos de gânglios linfáticos no mesmo lado do diafragma.

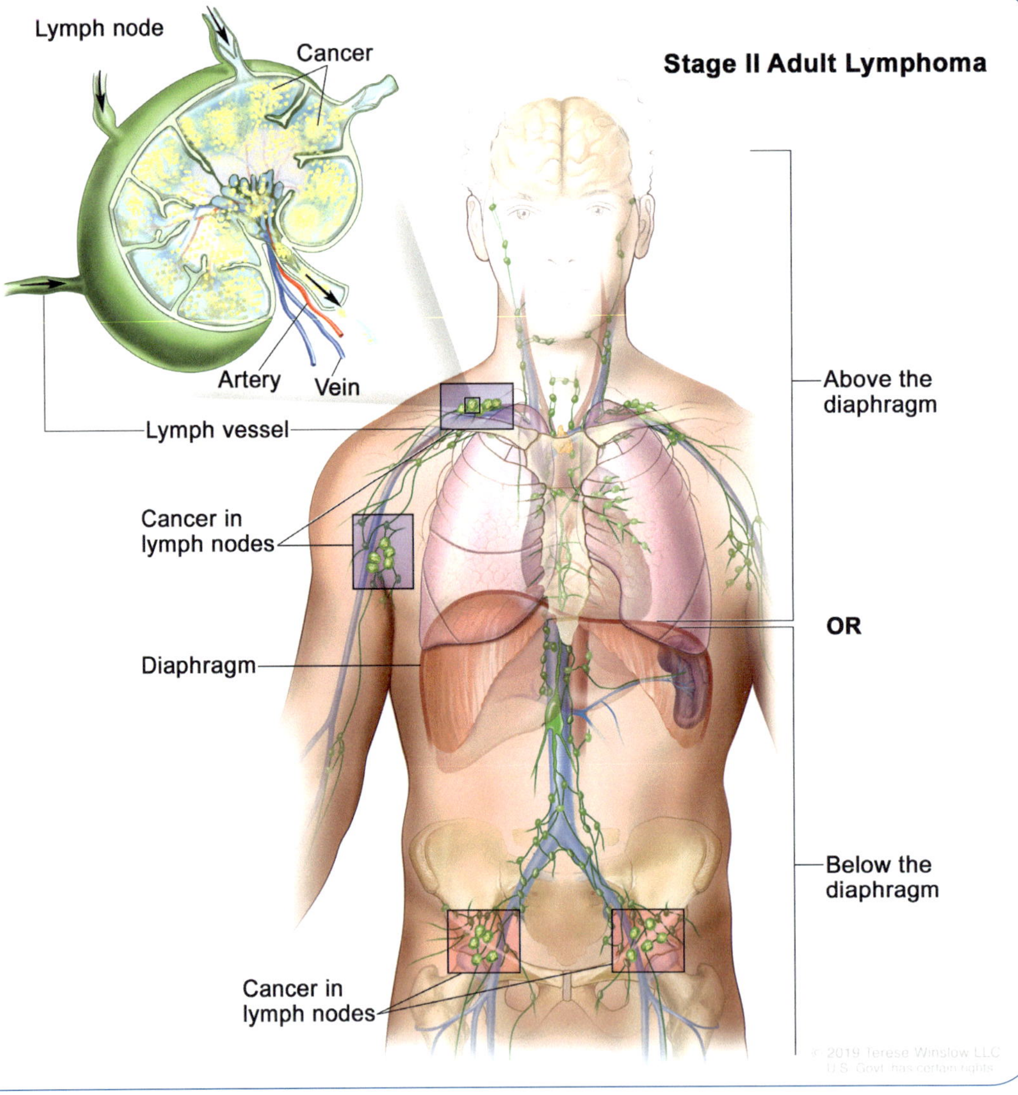

Estádios 1 e 2 volumosos

A doença volumosa no DLBCL refere-se ao cancro com 7,5 cm ou mais. O tratamento da doença de estádio 1 ou 2 volumoso consiste em 6 ciclos de RCHOP. A isto se chama quimioimunoterapia de primeira linha. Poderá ser adicionado um tipo de radiação denominado ISRT.

Se for planeada ISRT

Após o final da quimioimunoterapia de primeira linha, terá de realizar um exame PET/CT antes de iniciar a radioterapia (ISRT).

- Em caso de resposta completa, irá concluir o tratamento planeado com a primeira dose de radioterapia (ISRT).
- Em caso de resposta parcial, irá concluir o tratamento planeado com uma dose de ISRT mais elevada ou entrar num ensaio clínico. Poderá ser tratado para doença refratária, que está descrita no Capítulo 5: Recidiva e doença refratária.
- Se não houver resposta ao tratamento ou se a doença tiver progredido, será realizada uma nova biópsia e será tratado para doença refratária, que está descrita no Capítulo 5: Recidiva e doença refratária.

Se não for planeada ISRT

Após 3 ou 4 ciclos, o cancro será novamente estadiado através de PET/CT. Também poderá ser realizada uma nova biópsia.

- Em caso de remissão, também designada por resposta completa, irá concluir os ciclos de RCHOP restantes, perfazendo um total de 6 ciclos. Depois, irá entrar em vigilância e será monitorizado quanto a recidiva.
- Em caso de resposta parcial, poderá receber radioterapia (ISRT) ou ser tratado para doença refratária, que está descrita no Capítulo 5: Recidiva e doença refratária.
- Se a doença tiver progredido, será realizada uma nova biópsia e será tratado para doença refratária, que está descrita no Capítulo 5: Recidiva e doença refratária.

Estádio 2 com doença mesentérica ou estádios 3 e 4

O mesentério é uma dobra da membrana que une o intestino à parede abdominal, mantendo-o no devido lugar. Em caso de cancro de estádio 2 com doença mesentérica ou estádios 3 e 4, a participação num ensaio clínico ou o protocolo RCHOP são as opções recomendadas e preferíveis. Podem ser utilizados outros regimes de quimioterapia. Pode ser realizado um exame CT após 2 a 4 ciclos para estadiar novamente o cancro.

- Em caso de resposta completa ou parcial, irá concluir os ciclos de RCHOP restantes, perfazendo um total de 6 ciclos. Depois, irá entrar em vigilância e será monitorizado quanto a recidiva.
- Se não houver resposta ao tratamento ou se a doença tiver progredido, será realizada uma nova biópsia e será tratado para doença refratária, que está descrita no Capítulo 5: Recidiva e doença refratária.

DLBCL de estádio 3

No DLBCL de estádio 3, o cancro está presente nos grupos de gânglios linfáticos acima e abaixo do diafragma no mesmo lado do corpo ou o cancro está presente nos gânglios linfáticos acima do diafragma e no baço.

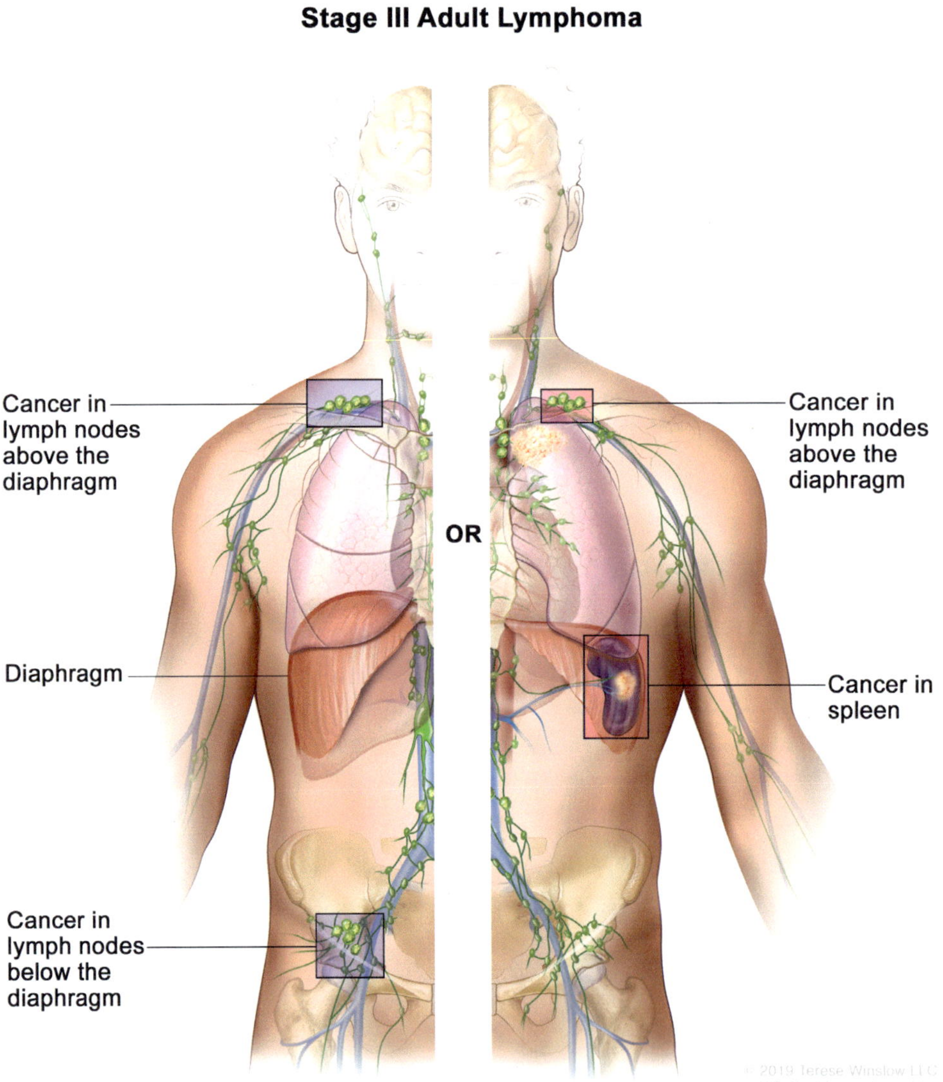

© 2019 Terese Winslow LLC
U.S. Govt. has certain rights

Testes de acompanhamento

Depois de concluir todos os 6 ciclos de RCHOP, será realizado um exame PET. Pode ser administrada ISRT para tratar quaisquer locais de doença volumosa ou óssea. A vigilância constitui um período de exames que começa após a remissão para monitorizar quanto a recidiva ou ao retorno do cancro.

- Inclui exame físico, historial de saúde e análises ao sangue a cada 3 a 6 meses durante 5 anos. Após 5 anos, os exames serão realizados uma vez por ano ou conforme sejam necessários.
- A imagiologia de vigilância é utilizada para monitorizar os doentes que não apresentam sintomas (assintomáticos). Inclui uma CT ao tórax/abdómen/pélvis, no máximo, a cada 6 meses durante 2 anos. Após 2 anos, os exames imagiológicos serão realizados conforme sejam necessários.

Pontos essenciais

- RCHOP é rituximab, ciclofosfamida, doxorrubicina, vincristina e prednisona.
- O tratamento da doença de estádio 1 ou 2 não volumoso consiste em 6 ciclos de RCHOP.
- A doença volumosa no DLBCL refere-se ao cancro com 7,5 cm ou mais.
- O tratamento da doença de estádio 1 ou 2 volumoso consiste em 6 ciclos de RCHOP.
- Em caso de cancro de estádio 2 com doença mesentérica ou estádios 3 e 4, a participação num ensaio clínico ou o protocolo RCHOP são as opções recomendadas. O mesentério é uma membrana que une o intestino à parede abdominal, mantendo-o no devido lugar.
- Poderá ser adicionado ao tratamento um tipo de radiação denominado ISRT. A radioterapia do local envolvido (ISRT) trata o cancro presente nos gânglios linfáticos ou próximo deles (doença nodal).
- Depois de concluir todos os 6 ciclos de RCHOP, será realizado um exame PET. Pode ser administrada ISRT para tratar quaisquer locais de doença volumosa ou óssea.
- A vigilância constitui um período de exames que começa após a remissão para monitorizar quanto a recidiva ou ao retorno do cancro.

5

Recidiva e doença refratária

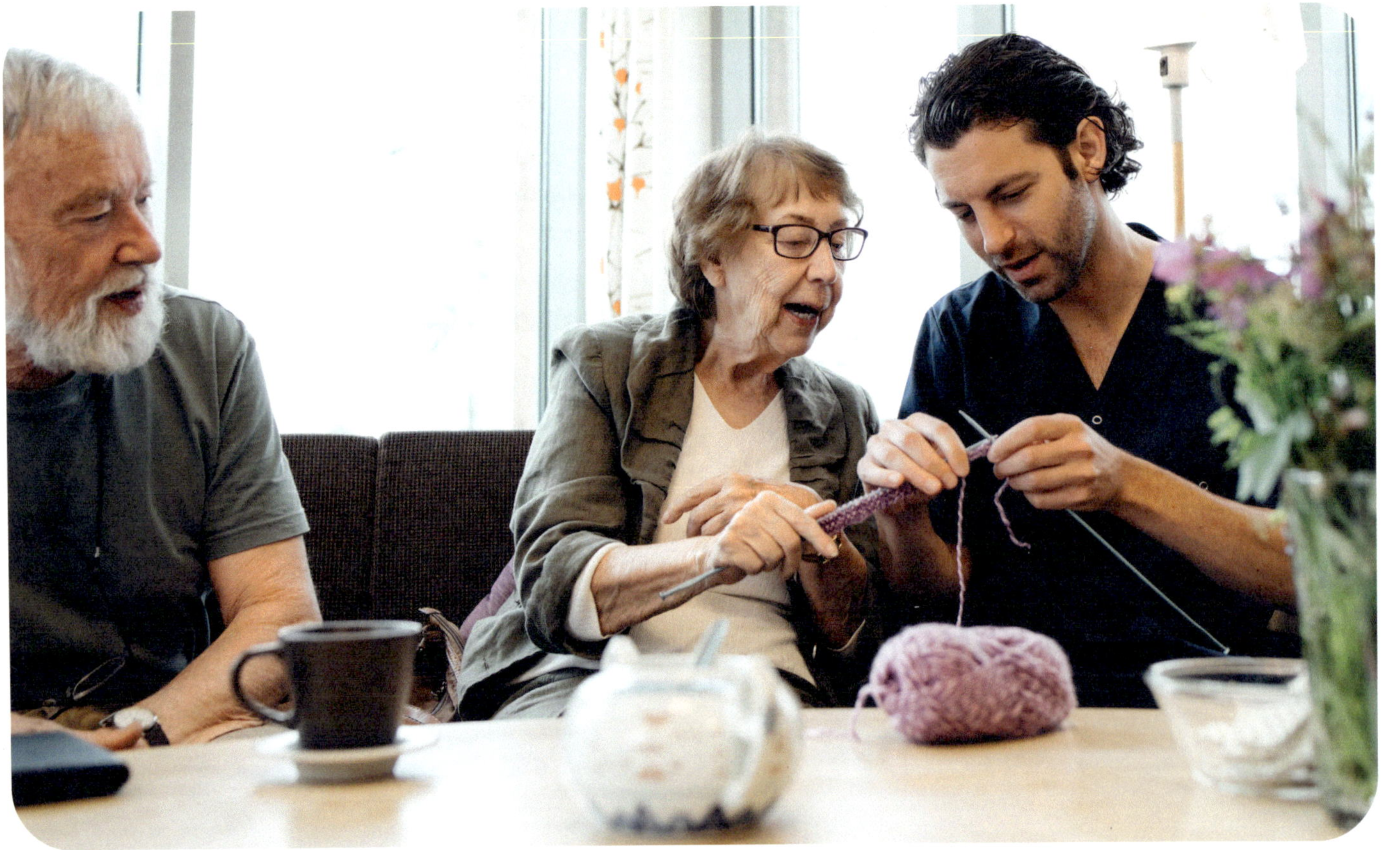

O DLBCL regressa em cerca de metade dos doentes em remissão. Quando o cancro regressa, dá-se o nome de recidiva. O DLBCL é considerado refratário quando progride mesmo com tratamento. O objetivo do tratamento é alcançar novamente a remissão. Juntos, você e a sua equipa de cuidados de saúde irão escolher o plano de tratamento certo para si.

Recidiva – menos de 12 meses

As opções de tratamento para uma doença recidivante baseiam-se no tempo decorrido desde a conclusão do seu último tratamento. Se o cancro tiver regressado e caso tenha passado menos de 12 meses desde a conclusão do tratamento, o tratamento será baseado na terapia com células T CAR, se planeada.

Terapia com células T CAR planeada

A terapia com células T CAR constitui uma opção para recidivas que tenham ocorrido até aos 12 meses a contar da conclusão do tratamento. Enquanto aguarda a terapia com células T CAR, axicabtagene ciloleucel será administrado com a terapia transitória, conforme necessário. Consulte o Guia 5

Outras opções

Se não estiver a receber terapia com células T CAR, as opções incluem:

- Ensaio clínico
- Terapia de segunda linha, ver Guia 6
- Radioterapia do local envolvido (ISRT) paliativa
- Os melhores cuidados de apoio

Os melhores cuidados de apoio melhoram a qualidade de vida e aliviam o desconforto.

Em caso de resposta completa, terá de realizar testes de acompanhamento.

Em caso de resposta parcial, ausência de resposta ou progressão da doença, consulte o tratamento recomendado para duas ou mais recidivas.

Guia 5 Opções transitórias para terapia com células T CAR
Dexametasona e citarabina (DHA) com carboplatina, cisplatina ou oxaliplatina
Gemcitabina, dexametasona e cisplatina (GDP) ou gemcitabina, dexametasona e carboplatina
Gemcitabina e oxaliplatina (GemOx)
Ifosfamida, carboplatina e etopósido (ICE)
Polatuzumab vedotina-piiq com ou sem rituximab com ou sem bendamustina (a bendamustina só deve ser considerada/adicionada após a leucaférese)

*Nota: rituximab pode ser adicionado a qualquer uma das terapias indicadas. Pode ser utilizado um biossimilar aprovado pela FDA para rituximab.

Recidiva – mais de 12 meses

Se o cancro regressar após mais de 12 meses desde a conclusão do tratamento, as opções de tratamento são descritas a seguir.

Transplante de células estaminais planeado

Se um transplante de células estaminais autólogo estiver planeado, será administrada uma terapia de segunda linha. Consulte o Guia 7.

Após uma resposta completa, as opções a seguir incluem:

- Transplante de células estaminais autólogo (próprio) (autoSCT). Pode ser adicionada ISRT.
- Ensaio clínico
- Em alguns casos, um transplante de células estaminais alogénico (dador) (alloSCT). Pode ser adicionada radioterapia do local envolvido (ISRT). A ISRT trata os gânglios linfáticos onde o cancro foi encontrado originalmente.

Após uma resposta parcial, as opções a seguir incluem:

- Terapia com células T CAR anti-CD19
- Transplante de células estaminais autólogo (próprio) (autoSCT). Pode ser adicionada ISRT.
- Ensaio clínico
- Em alguns casos, um transplante de células estaminais alogénico (dador) (alloSCT). Pode ser adicionada ISRT.

Outras opções

Se não estiver a receber um transplante de células estaminais (SCT), as opções incluem:

- Ensaio clínico
- Terapia de segunda linha, ver Guia 6
- ISRT paliativa
- Os melhores cuidados de apoio

Doença refratária

A doença refratária pode ser tratada com terapia com células T CAR. Enquanto aguarda a terapia com células T CAR, axicabtagene ciloleucel (Yescarta) será administrado com a terapia transitória, conforme necessário. Para obter informações sobre a terapia transitória, consulte o Guia 5.

Outras opções incluem:

- Ensaio clínico
- Terapia de segunda linha, ver Guia 6
- ISRT paliativa
- Os melhores cuidados de apoio

A RT com ou sem quimioimunoterapia seguida de terapia de dose elevada com resgate de células estaminais pode ser uma opção em algumas pessoas com doença localizada.

Guia 6
Opções de terapia de segunda linha

Opções preferenciais	• Gemcitabina e oxaliplatina (GemOx) • Polatuzumab vedotina-piiq. Bendamustina e/ou rituximab podem ser adicionados. • Tafasitamab-cxix e lenalidomida
Outras recomendadas	• Ciclofosfamida, etopósido, vincristina, prednisona (CEOP). Pode ser adicionado rituximab. • Etopósido, prednisona, vincristina, ciclofosfamida e doxorrubicina com dose ajustada (DA-EPOCH). Pode ser adicionado rituximab. • Gemcitabina, dexametasona e cisplatina (GDP) ou gemcitabina, dexametasona e carboplatina. Pode ser adicionado rituximab. • Rituximab
Utilizadas em alguns casos	• Brentuximab vedotina para doença CD30+ • Bendamustina com ou sem rituximab • Ibrutinib (DLBCL não-GCB) • Lenalidomida com ou sem rituximab (DLBCL não-GCB)

*Nota: pode ser utilizado um biossimilar aprovado pela FDA para rituximab.

Guia 7
Opções de terapia de segunda linha se estiver planeado um transplante de células estaminais (SCT)

Opções preferenciais	• Dexametasona e citarabina (DHA) com carboplatina, cisplatina ou oxaliplatina • Gemcitabina, dexametasona e cisplatina (GDP) ou gemcitabina, dexametasona e carboplatina • Ifosfamida, carboplatina e etopósido (ICE)
Outras recomendadas	• Etopósido, metilprednisolona, citarabina e cisplatina (ESHAP) • Gemcitabina e oxaliplatina (GemOx) • Mesna, ifosfamida, mitoxantrona e etopósido (MINE)

*Nota: rituximab pode ser adicionado a qualquer uma das terapias indicadas. Pode ser utilizado um biossimilar aprovado pela FDA para rituximab.

2 ou mais recidivas

Em caso de resposta parcial, segunda ou terceira recidiva ou progressão da doença, as opções de tratamento incluem:

- Terapia com células T CAR anti-CD19 (se não administrada anteriormente), como axicabtagene ciloleucel, lisocabtagene maraleucel ou tisagenlecleucel.
- Uma terapia sistémica não utilizada anteriormente
- Ensaio clínico
- ISRT paliativa
- Os melhores cuidados de apoio

Em caso de resposta completa ou parcial ao tratamento, um transplante de células estaminais alogénico (alloSCT) com ou sem ISRT pode ser uma opção em alguns casos.

Testes de acompanhamento

Depois de concluir o tratamento, terá de realizar os seguintes testes para efeitos de monitorização de recidiva:

- Exame físico, historial de saúde e análises ao sangue a cada 3 a 6 meses durante 5 anos. Após 5 anos, estes testes serão realizados uma vez por ano ou conforme sejam necessários.
- CT ao tórax/abdómen/pélvis, no máximo, a cada 6 meses durante 2 anos. Após 2 anos, os exames imagiológicos serão realizados conforme sejam necessários.

É importante manter as consultas médicas de acompanhamento e as consultas para exames imagiológicos. Procure incluir bons cuidados médicos na sua rotina, incluindo consultas médicas regulares para cuidados preventivos e rastreio de cancro.

Se tiver crenças religiosas ou convicções pessoais relativamente a certos tipos de tratamento, partilhe-as com a sua equipa de cuidados de saúde.

Pontos essenciais

- O DLBCL regressa em cerca de metade dos doentes em remissão.
- Quando o cancro regressa, dá-se o nome de recidiva.
- O DLBCL é considerado refratário quando progride mesmo com tratamento.
- As opções de tratamento para uma doença recidivante baseiam-se no tempo decorrido desde a conclusão do seu último tratamento. O objetivo do tratamento é alcançar novamente a remissão.
- Se o cancro tiver regressado e caso tenha passado menos de 12 meses desde a conclusão do tratamento, o tratamento será baseado na terapia com células T CAR, se planeada.
- Se o cancro tiver regressado após mais de 12 meses desde a conclusão do tratamento, o tratamento será baseado num transplante de células estaminais, se planeado.
- Depois de concluir o tratamento, será monitorizado quanto ao retorno do cancro. Mantenha todas as consultas médicas de acompanhamento e as consultas para exames imagiológicos.

6

DLBCL cutâneo primário, tipo perna

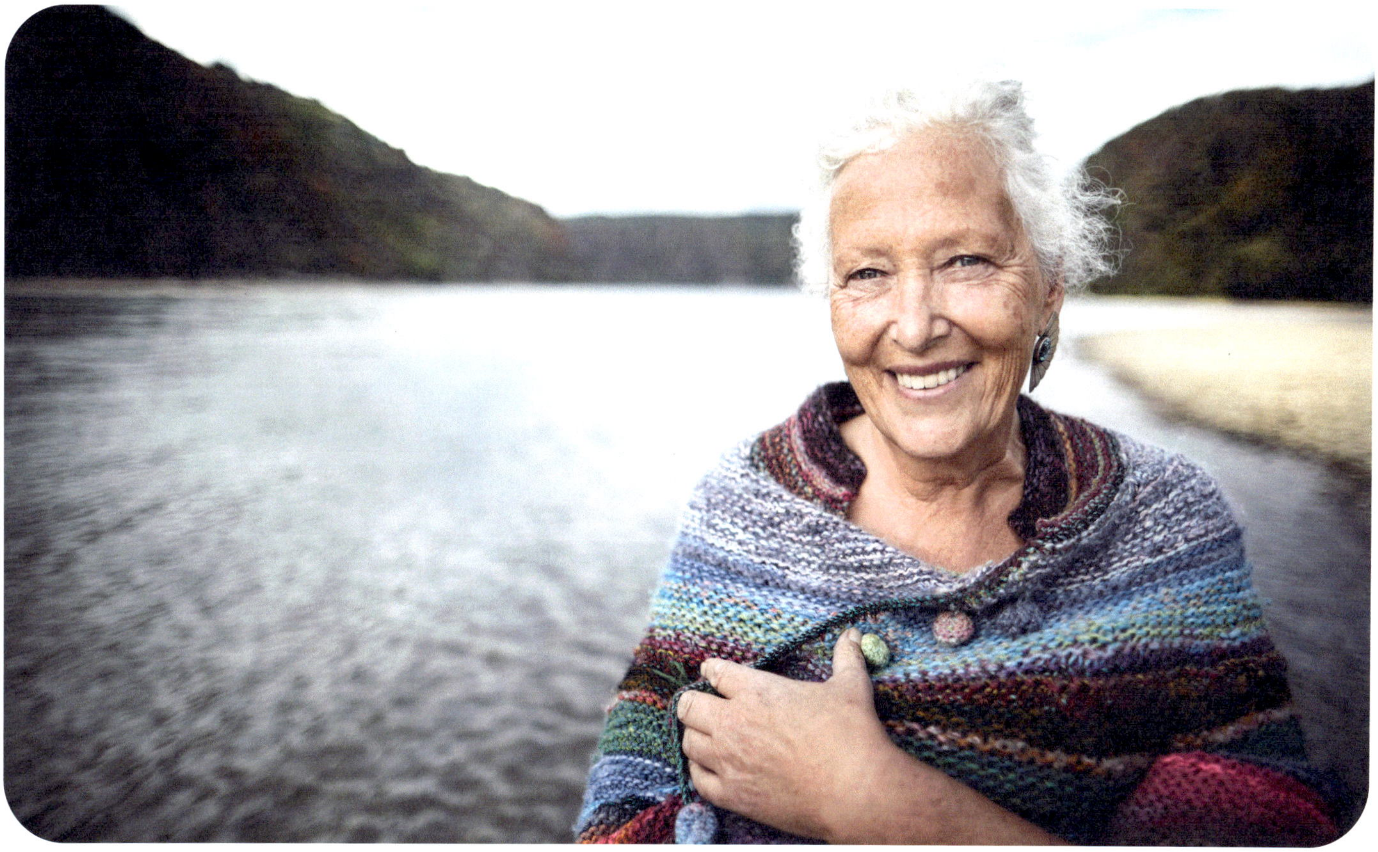

O linfoma cutâneo primário difuso de grandes células B (PC-DLBCL), tipo perna, é uma forma agressiva rara de linfoma. No PC-DLBCL, tipo perna, os linfócitos de células B anormais causam lesões cutâneas. Embora a pele esteja envolvida, as células da pele em si não são cancerígenas. As opções de tratamento são baseadas em vários fatores. Juntos, você e a sua equipa de cuidados de saúde irão escolher o plano de tratamento certo para si.

No DLBCL cutâneo primário, tipo perna, os linfócitos de células B anormais causam lesões cutâneas.

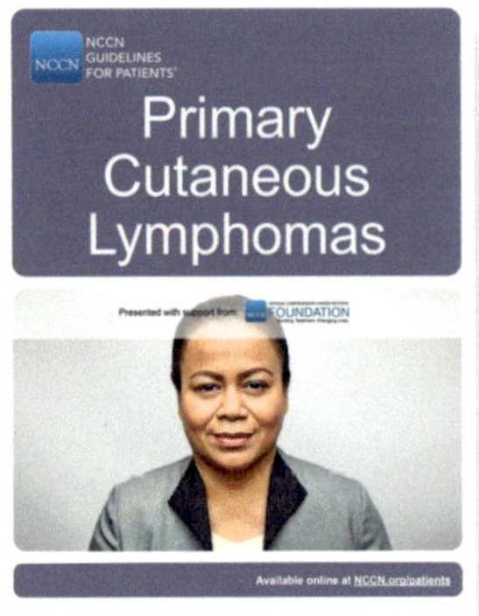

Obtenha mais informações sobre os linfomas da pele nas NCCN Guidelines for Patients: Primary Cutaneous Lymphomas, disponíveis em NCCN.org/patientguidelines.

Vista geral

Os linfomas cutâneos primários (PCL) ou linfomas da pele são um raro grupo de linfomas não Hodgkin (NHL) que se desenvolve na pele. No momento do diagnóstico, o PCL não está presente em nenhuma outra área do corpo. O linfoma da pele não é um tipo de cancro da pele. O cancro da pele desenvolve-se a partir das células da pele. O PCL desenvolve-se a partir de linfócitos anormais.

O linfoma cutâneo primário difusos de grandes células B (PC-DLBCL), tipo perna, consiste em grandes células B transformadas que geralmente aparecem como tumores vermelhos ou vermelho-azulados na pele. Apesar da sua designação, a doença pode envolver o tronco, braços, pernas, nádegas ou qualquer parte do corpo. O PC-DLBC, tipo perna, também pode propagar-se a outras áreas que não sejam a pele. A análise por um hematopatologista especializado é essencial para confirmar o diagnóstico do DLBCL cutâneo primário, tipo perna. Pode ser feita uma biópsia da pele para distinguir entre PC-DLBCL, tipo perna e outros tipos de linfomas cutâneos primários.

Tratamento

O tratamento é baseado no número de lesões cutâneas e na sua localização. A isto se chama estadiamento. As lesões/tumores cutâneos (T) serão medidos pela respetiva profundidade, altura, tamanho e região do corpo. As lesões são frequentemente medidas em centímetros (cm). As regiões do corpo são baseadas nos padrões de drenagem dos gânglios linfáticos regionais. As regiões do corpo incluem cabeça/pescoço, tórax, braço, antebraço e mão, abdómen e genitais, parte superior da perna, parte inferior da perna e pés, parte superior das costas, parte inferior das costas e nádegas.

A doença pode ser solitária, regional, apenas de pele generalizada ou fora da pele (extracutânea). No final do tratamento, é necessário realizar exames imagiológicos para avaliar a resposta.

Doença solitária ou regional

Uma lesão solitária consiste numa única lesão (T1). As lesões regionais podem ser várias lesões limitadas a uma região do corpo ou duas regiões adjacentes (T2). A área da doença será medida.

As opções incluem:

- RCHOP com ISRT local
- ISRT local
- Ensaio clínico

Após uma resposta completa, terá de realizar exames imagiológicos e ser monitorizado quanto a recidiva com testes de acompanhamento.

Em caso de recidiva, caso não tenha recebido antes, pode ser tratado com RCHOP ou radioterapia local (ISRT). As outras opções de tratamento dependem do facto de a recidiva ocorrer 12 meses antes ou depois da conclusão do seu tratamento inicial. Para obter mais informações, consulte o Capítulo 5: Recidiva e doença refratária.

As regiões do corpo são baseadas nos padrões de drenagem dos gânglios linfáticos regionais.

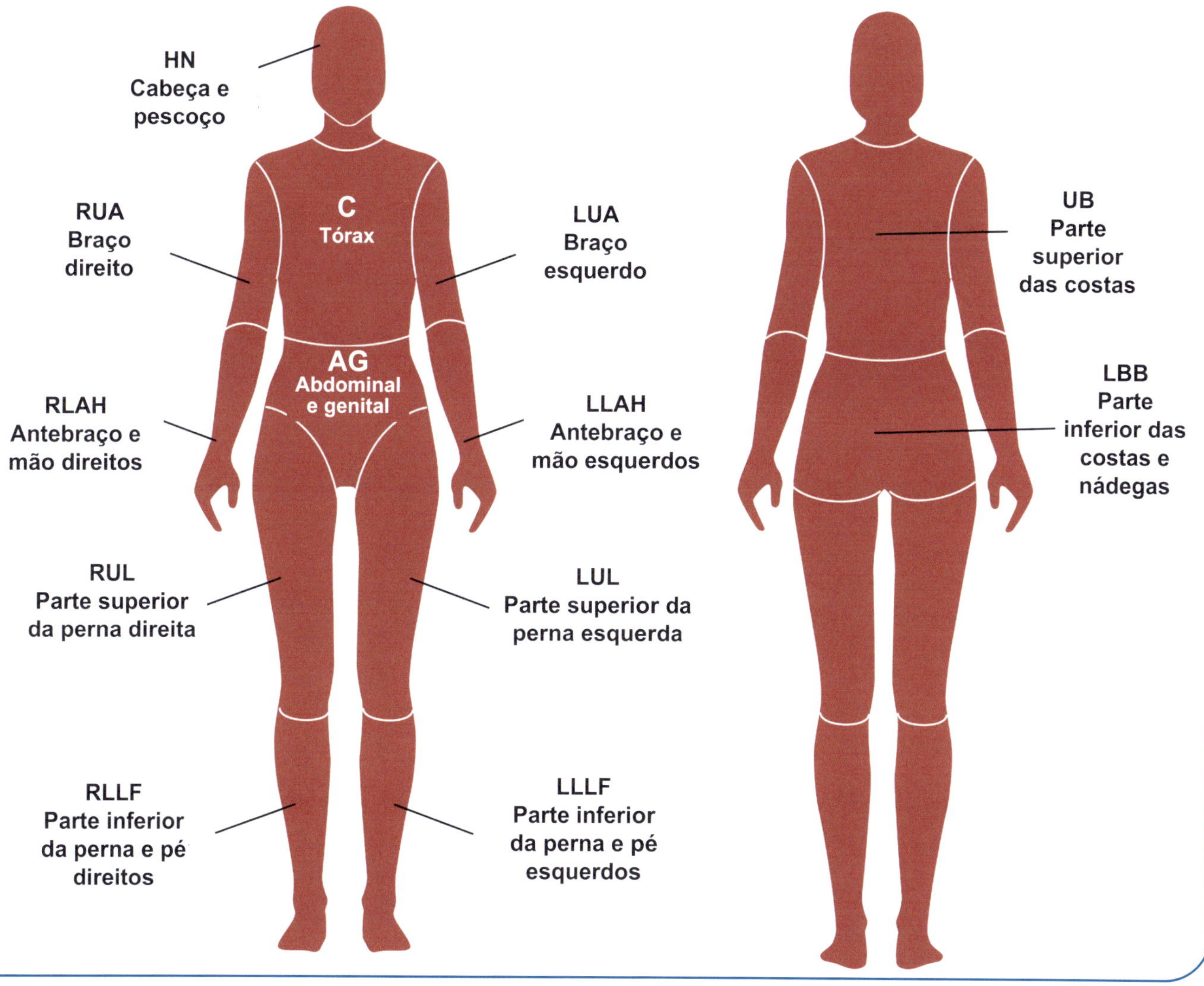

Doença apenas de pele generalizada

A doença apenas de pele generalizada abrange uma área do corpo maior do que a doença regional. Existem várias lesões que envolvem 2 ou mais regiões do corpo (T3) que não estão ao lado umas das outras. A doença não está presente nos gânglios linfáticos, no sangue ou noutros órgãos. O tratamento atua no interior do corpo para atingir as lesões cutâneas. A radioterapia (ISRT) pode ser utilizada para atingir uma área específica da pele.

Primeiro tratamento

A terapia de primeira linha é o primeiro tratamento administrado. A doença apenas de pele é inicialmente tratada com RCHOP. RCHOP é rituximab (Rituxan), ciclofosfamida, doxorrubicina, vincristina e prednisona. Pode ser adicionada radioterapia do local envolvido (ISRT) para tratar as lesões cutâneas. Um ensaio clínico é também uma opção.

Se tiver problemas cardíacos, podem ser utilizados outros regimes de quimioimunoterapia. Estes podem incluir:

- DA-EPOCH (etopósido, prednisona, vincristina, ciclofosfamida e doxorrubicina) com rituximab
- RCDOP (rituximab, ciclofosfamida, doxorrubicina lipossomal, vincristina e prednisona)
- RCEOP (rituximab, ciclofosfamida, etopósido, vincristina e prednisona)
- RCEPP (rituximab, ciclofosfamida, etopósido, prednisona e procarbazina)
- RGCVP (rituximab, gemcitabina, ciclofosfamida, vincristina e prednisona)

Tratamento seguinte ou recidiva

Em caso de ausência de resposta, resposta parcial ou recidiva, o tratamento será:

- Uma quimioimunoterapia diferente
- ISRT paliativa
- Ibritumomab tiuxetano

As outras opções de tratamento dependem do facto de a recidiva ocorrer 12 meses antes ou depois da conclusão do seu tratamento inicial. Para obter mais informações, consulte o Capítulo 5: Recidiva e doença refratária.

Doença extracutânea

A doença extracutânea manifesta-se fora da pele. Este cancro pode ser detetado nos gânglios linfáticos, no sangue ou nos órgãos. O tratamento será baseado no estádio do linfoma difuso de grandes células B (DLBCL), que está descrito no Capítulo 3: Estádios 1, 2, 3 e 4.

Testes de acompanhamento

Após uma resposta completa, será monitorizado quanto a recidiva com os seguintes testes:

- Exame físico, historial de saúde e análises ao sangue a cada 3 a 6 meses durante 5 anos. Após 5 anos, estes testes serão realizados uma vez por ano ou conforme sejam necessários.
- CT ao tórax/abdómen/pélvis, no máximo, a cada 6 meses durante 2 anos. Após 2 anos, os exames imagiológicos serão realizados conforme sejam necessários.

Pontos essenciais

- O linfoma cutâneo primário difusos de grandes células B (PC-DLBCL), tipo perna, consiste em grandes células B transformadas que geralmente aparecem como tumores vermelhos ou vermelho-azulados na pele. Não é cancro da pele.
- Apesar da sua designação, a doença pode envolver o tronco, braços, pernas, nádegas ou qualquer parte do corpo.
- O tratamento é baseado no número de lesões cutâneas e na sua localização. A isto se chama estadiamento.
- A doença pode ser solitária, regional, apenas de pele generalizada ou fora da pele (extracutânea).
- Uma lesão solitária consiste numa única lesão (T1).
- As lesões regionais podem ser várias lesões limitadas a uma região do corpo ou duas regiões adjacentes (T2).
- A doença apenas de pele generalizada abrange uma área do corpo maior do que a doença regional. Existem várias lesões que envolvem 2 ou mais regiões do corpo (T3) que não estão ao lado umas das outras.
- Doença extracutânea que pode ser detetada nos gânglios linfáticos, no sangue ou nos órgãos.

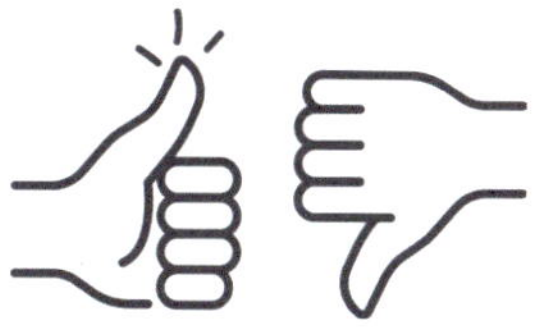

Diga-nos o que pensa!

Reserve um momento para realizar um inquérito online sobre as NCCN Guidelines for Patients.

NCCN.org/patients/response

7
Linfomas da zona cinzenta

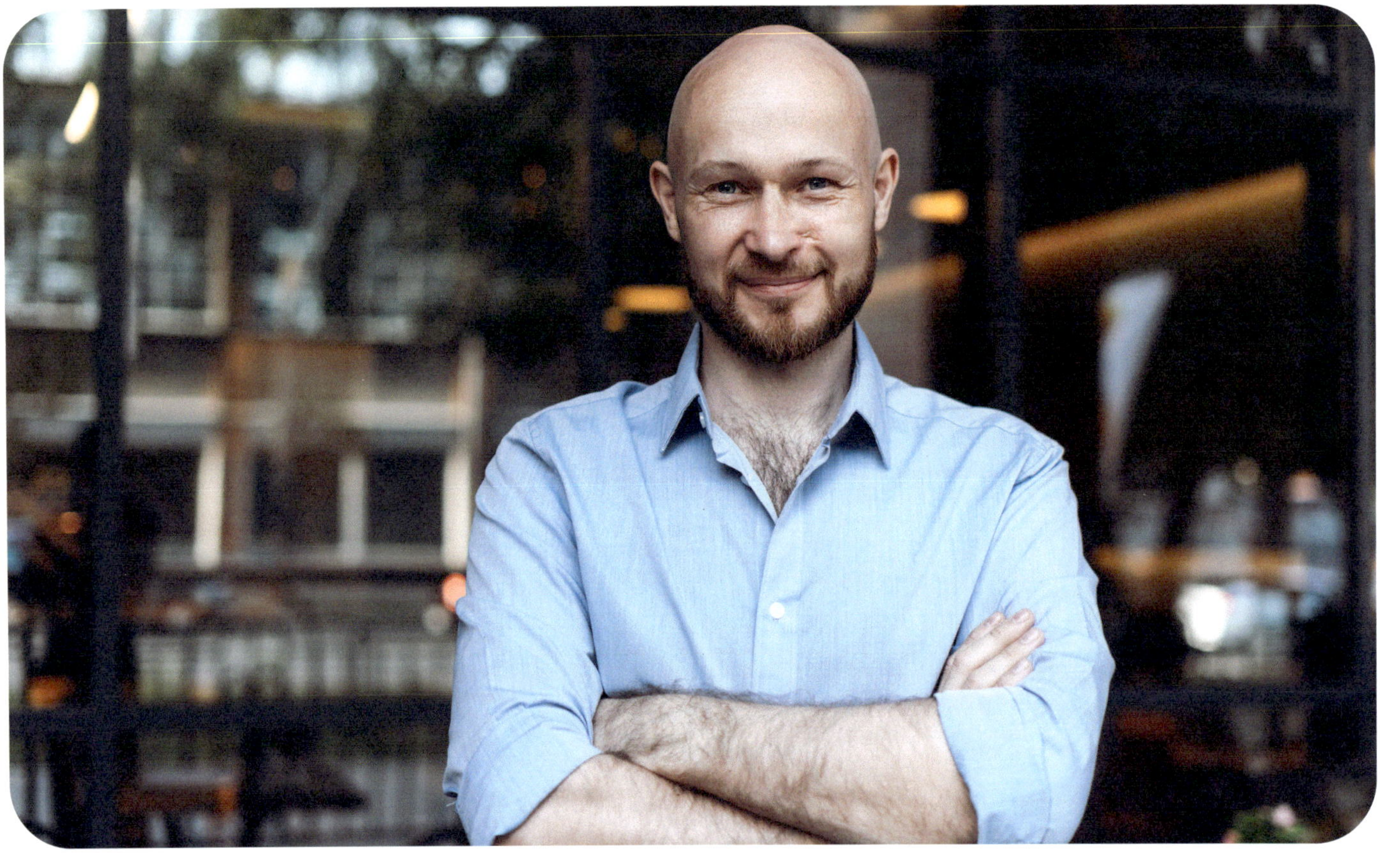

Os linfomas da zona cinzenta têm características sobrepostas de linfoma de Hodgkin clássico (CHL) e linfoma difuso de grandes células B (DLBCL). Por norma, o tratamento consiste nas mesmas opções de terapia sistémica utilizadas para os doentes com DLBCL. Juntos, você e a sua equipa de cuidados de saúde irão escolher o plano de tratamento certo para si.

Vista geral

Os linfomas da zona cinzenta têm características sobrepostas de DLBCL e linfoma de Hodgkin clássico (CHL). Isto significa que as células são grandes, mas podem variar em tamanho e podem ter uma aparência semelhante às células de Hodgkin (células de Reed-Sternberg). As células de Reed-Sternberg são grandes linfócitos anormais que podem conter mais do que um núcleo.

Por vezes, os linfomas da zona cinzenta também são denominados

- Linfoma de células B, não classificável, com características intermédias entre DLBCL e linfoma de Hodgkin clássico (CHL)
- Linfoma de grandes células B com características de Hodgkin

Em geral, CD45 é muitas vezes positivo e CD15, CD20, CD30 e CD79a são também frequentemente positivos. CD10 e ALK são geralmente negativos. Os fatores de transcrição de células B, como PAX5, BOB.1 e OCT-2, são muitas vezes positivos; BCL6 é expresso variavelmente e EBV é mais frequentemente negativo

A análise por um hematopatologista especializado é essencial para confirmar o diagnóstico de linfoma da zona cinzenta.

Tipos

Existem dois tipos principais:

- Linfomas mediastinais da zona cinzenta
- Linfomas não-mediastinais da zona cinzenta

Os linfomas mediastinais são tumores presentes na área do tórax que separa os pulmões. Os linfomas mediastinais da zona cinzenta são diferentes do linfoma primário do mediastino de grandes células B (PMBL). Foram registados casos raros de linfomas mediastinais da zona cinzenta com características combinadas de linfoma primário do mediastino de grandes células B (PMBL) e linfoma de Hodgkin clássico (CHL).

Linfomas mediastinais da zona cinzenta

Os linfomas mediastinais da zona cinzenta são mais frequentemente observados nos doentes de 20 a 40 anos de idade, de género masculino atribuído à nascença. É caracterizado pela presença de uma grande massa mediastinal. Os gânglios linfáticos acima da clavícula (supraclavicular) podem ser envolvidos.

Linfomas não-mediastinais da zona cinzenta

Os linfomas não-mediastinais da zona cinzenta ocorrem em pessoas com mais idade, têm uma maior taxa de envolvimento da medula óssea, incluem doença fora dos gânglios linfáticos (doença extranodal) e têm doença em estádio avançado, comparativamente aos linfomas mediastinais da zona cinzenta.

Tratamento

Uma vez que os linfomas da zona cinzenta possuem características tanto de linfoma de Hodgkin clássico como de DLBCL não Hodgkin, o tratamento constitui um desafio. Atualmente, não existe um padrão de cuidados ou um acordo relativamente ao tratamento. Os linfomas da zona cinzenta são geralmente tratados com as mesmas opções de quimioimunoterapia (RCHOP ou DA-EPOCH-R) utilizadas para os doentes com DLBCL. Se as células tumorais forem CD20+, rituximab pode ser adicionado à quimioterapia. Um ensaio clínico é uma opção. A radioterapia (ISRT) deve ser fortemente considerada para quem sofre de doença de estádio limitado.

- DA-EPOCH-R é etopósido, prednisona, vincristina, ciclofosfamida e doxorrubicina, com rituximab, com dose ajustada.
- RCHOP é rituximab, ciclofosfamida, doxorrubicina, vincristina e prednisona

Os doentes com linfomas da zona cinzenta são melhor geridos em centros oncológicos com experiência no tratamento deste tipo de linfoma.

As suas preferências sobre o tratamento são sempre importantes. Fale com a sua equipa de cuidados de saúde e dê-lhes a conhecer as suas intenções.

Pontos essenciais

- Os linfomas da zona cinzenta têm características sobrepostas de linfoma difuso de grandes células B (DLBCL) e linfoma de Hodgkin clássico (CHL).
- Existem dois tipos principais de linfomas da zona cinzenta: linfomas mediastinais da zona cinzenta e linfomas não-mediastinais da zona cinzenta.
- Os linfomas mediastinais são tumores presentes na área do tórax que separa os pulmões.
- A análise por um hematopatologista especializado é essencial para confirmar o diagnóstico de linfoma da zona cinzenta.
- Os doentes com linfomas da zona cinzenta são melhor geridos em centros oncológicos com experiência no tratamento deste tipo de linfoma.
- Os linfomas da zona cinzenta são geralmente tratados com as mesmas opções de quimioimunoterapia (RCHOP ou DA-EPOCH-R) utilizadas para os doentes com DLBCL.

8

Linfoma primário do mediastino de grandes células B

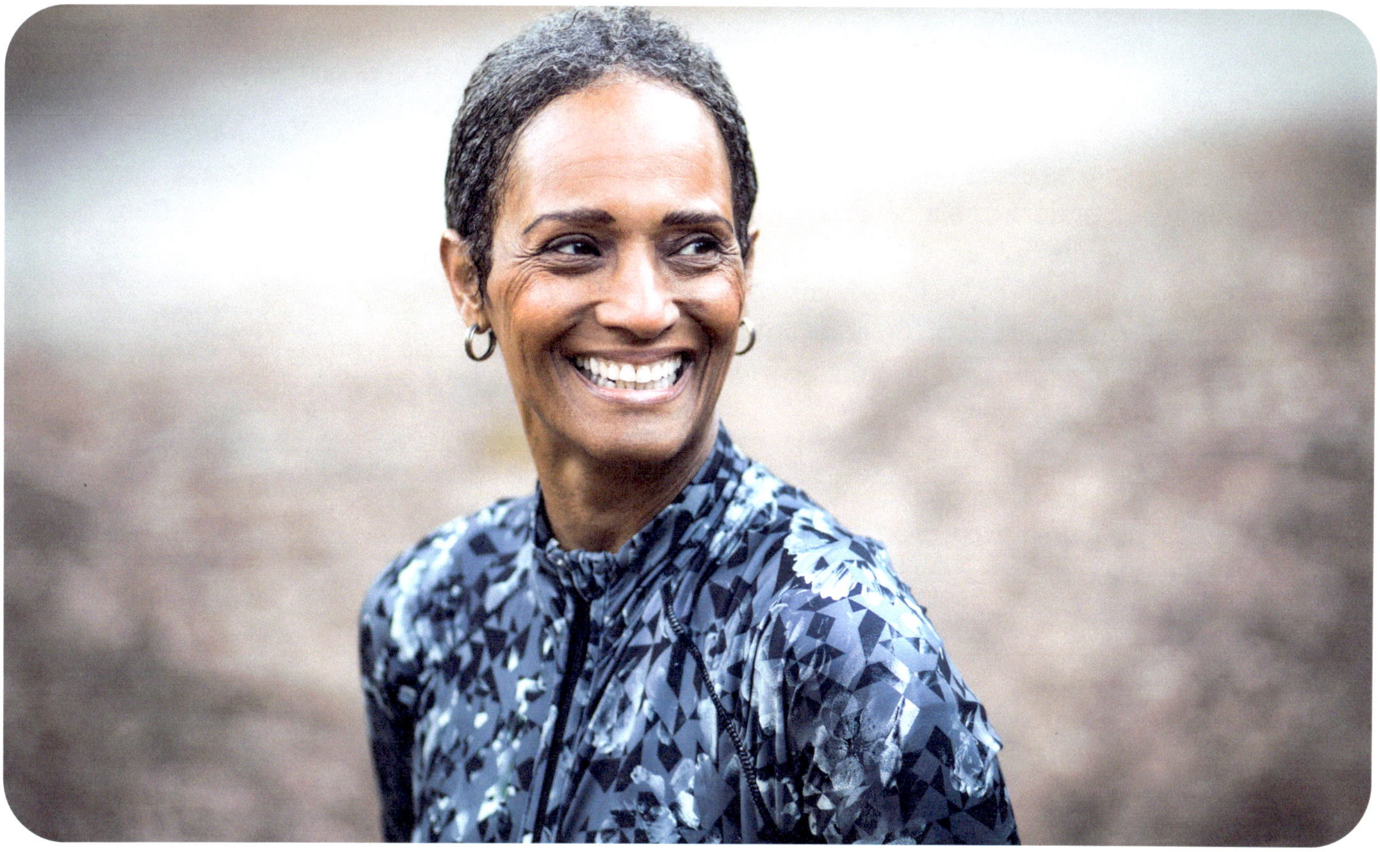

O linfoma primário do mediastino de grandes células B (PMBL) é um tipo de linfoma difuso de grandes células B (DLBCL) que se desenvolve na área situada atrás do esterno, denominada mediastino. Ao microscópio, o PMBL é parecido tanto com o DLBCL como com o linfoma de Hodgkin (HL). O tratamento consiste nas mesmas opções de terapia sistémica utilizadas para DLBCL. Juntos, você e a sua equipa de cuidados de saúde irão escolher o plano de tratamento certo para si.

Vista geral

O linfoma primário do mediastino de grandes células B (PMBL) é um tipo de linfoma difuso de grandes células B marcado pelo crescimento exacerbado do tecido linfático fibroso (semelhante a uma cicatriz). Muitas vezes, desenvolve-se um tumor atrás do esterno, provocando tosse, falta de ar ou inchaço da cabeça e do pescoço, pelo facto de o tumor pressionar a traqueia e as veias grandes acima do coração. Também podem existir gânglios linfáticos aumentados nesta área. O PMBL pode alastrar-se para os órgãos e os tecidos, como os pulmões, pericárdio (saco em torno do coração), fígado, trato gastrointestinal, ovários, glândulas adrenais e sistema nervoso central.

PMBL é CD19+, CD20+, CD22+, CD21-, IRF4/MUM1+ e CD23+ com uma expressão variável de BCL2 e BCL6. Os cromossomas anormais são comuns no PMBL.

A análise por um hematopatologista especializado é essencial para confirmar o diagnóstico de PMBL.

Tratamento

As opções de tratamento incluem:

- 6 ciclos de etopósido (Etopophos), prednisona, vincristina, ciclofosfamida e doxorrubicina (EPOCH) com rituximab (DA-EPCOH-R), com dose ajustada
- 4 a 6 ciclos de rituximab, ciclofosfamida, doxorrubicina, vincristina e prednisona (RCHOP).

Será realizado um exame PET/CT após o tratamento para estadiar novamente o cancro. Parte do tumor tende a permanecer após o tratamento e um PET/CT irá ajudar a detetar quaisquer massas residuais. Pode ser realizada uma biópsia.

Após uma resposta completa

- Após DA-EPOCH-R, irá entrar em observação.
- Após 6 ciclos de R-CHOP, ISRT é preferencial. A radioterapia do local envolvido (ISRT) trata o cancro presente nos gânglios linfáticos ou próximo deles.
- Após 4 ciclos de RCHOP, irá realizar a consolidação com 3 ciclos de ifosfamida, carboplatina e etopósido (ICE). Pode ser adicionado rituximab.

Após uma resposta parcial ou em caso de progressão do cancro

Se houver uma resposta parcial ou se o cancro progredir, a biópsia será repetida. Se o cancro continuar presente, pode ser administrada ISRT ou um dos seguintes:

- Pembrolizumab
- Nivolumab com ou sem brentuximab vedotina
- Ou tratar como no Capítulo 5: Recidiva e doença refratária

Testes de acompanhamento

Após uma resposta completa (remissão), será monitorizado quanto a recidiva com os seguintes testes:

- Exame físico, historial de saúde e análises ao sangue a cada 3 a 6 meses durante 5 anos. Após 5 anos, estes testes serão realizados uma vez por ano ou conforme sejam necessários.

Imagiologia de vigilância para monitorizar os doentes que não apresentam sintomas (assintomáticos). Inclui uma CT ao tórax/abdómen/pélvis, no máximo, a cada 6 meses durante 2 anos. Após 2 anos, os exames imagiológicos serão realizados conforme sejam necessários.

Recidiva ou doença refratária

Quando o cancro regressa, dá-se o nome de recidiva. O DLBCL é considerado refratário quando progride mesmo com tratamento.

As opções de tratamento incluem:

- Pembrolizumab (após 2 ou mais linhas de terapia anterior)
- Nivolumab com ou sem brentuximab vedotina
- Ou tratar como no Capítulo 5: Recidiva e doença refratária.
- Terapia com células T CAR com axicabtagene ciloleucel (após 2 ou mais linhas de terapia sistémica anterior)
- O tisagenlecleucel não é aprovado pela FDA para o linfoma primário do mediastino de grandes células B recidivante ou refratário.

Mediastino

Os linfomas mediastinais são tumores presentes na área do tórax que separa os pulmões, denominada mediastino. No linfoma primário do mediastino de grandes células B (PMBL), desenvolve-se frequentemente um tumor atrás do esterno.

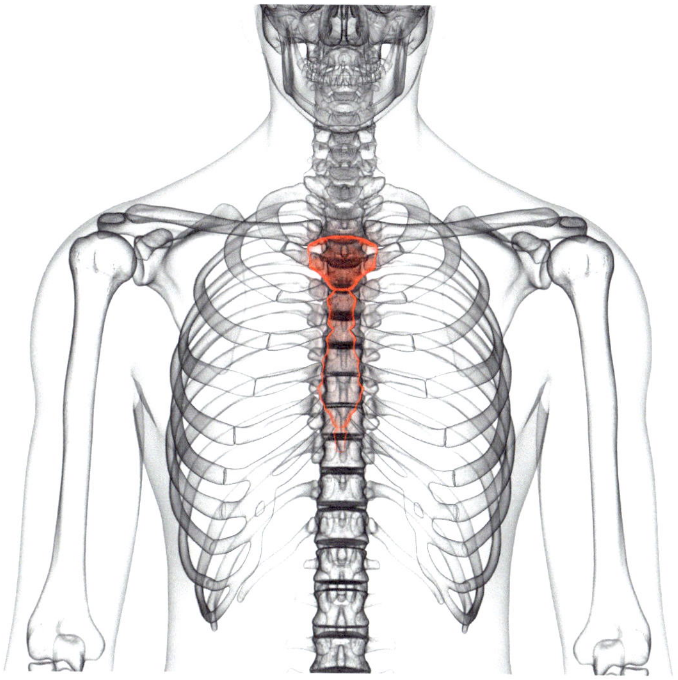

Pontos essenciais

- O linfoma primário do mediastino de grandes células B (PMBL) é um tipo de linfoma difuso de grandes células B.
- Os linfomas mediastinais são tumores presentes na área do tórax que separa os pulmões, denominada mediastino.
- No PMBL, o crescimento exacerbado de um tecido linfático semelhante a uma cicatriz forma um tumor, na maioria das vezes, atrás do esterno.
- O tratamento consiste na combinação das terapias sistémicas normalmente utilizadas no DLBCL.

Precisa de ajuda para pagar medicamentos ou tratamentos?

Pergunte à sua equipa de cuidados de saúde quais são as opções disponíveis.

9 Linfomas de células B de alto grau

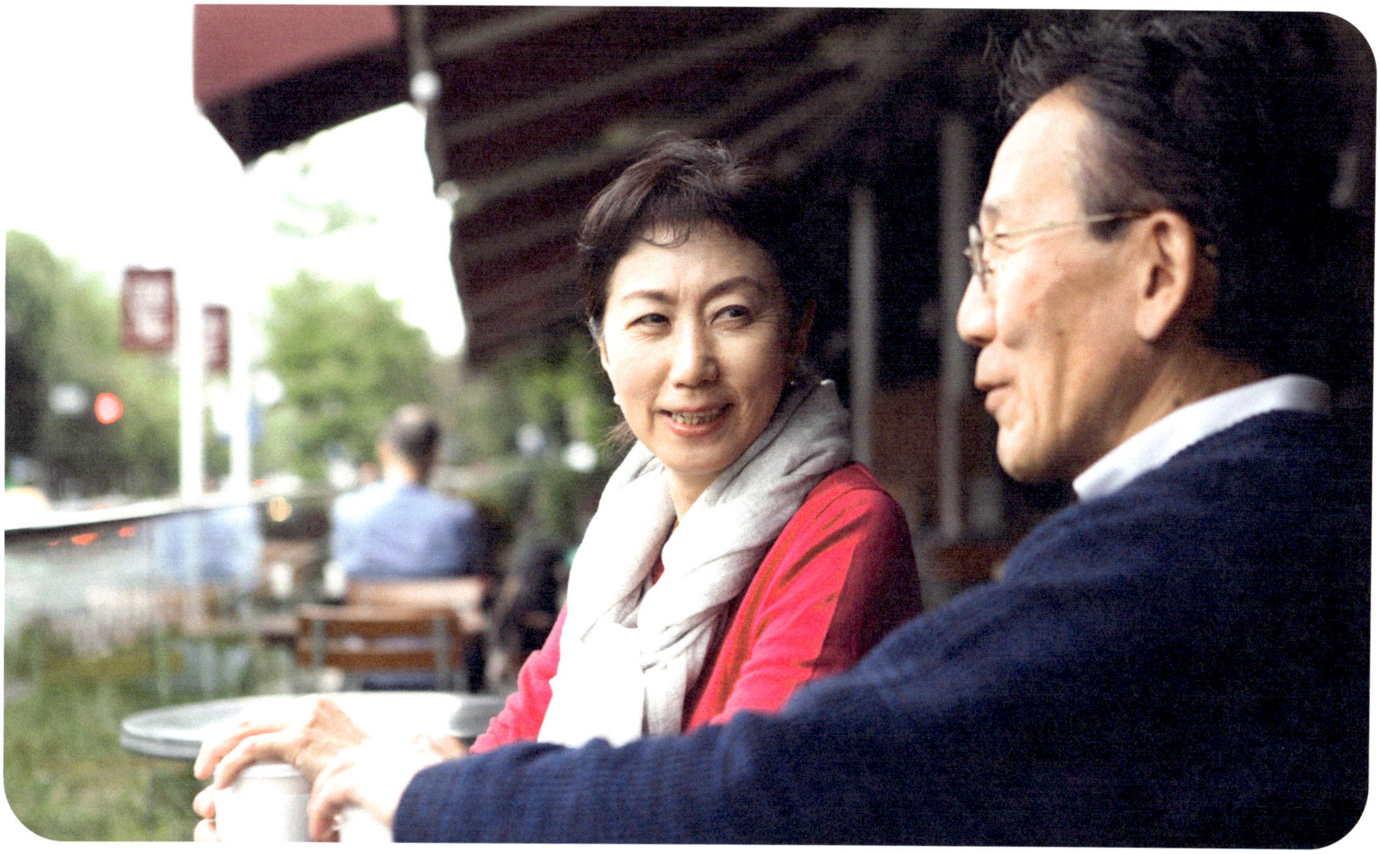

Os linfomas de células B de alto grau (HGBL) são tumores muito agressivos, de crescimento rápido. Este capítulo irá fornecer informações sobre o HGBL com rearranjos de MYC e BCL2 e/ ou BLC6 (HGBL, R) e o HGBL, não especificado (HGBL, NOS). Juntos, você e a sua equipa de cuidados de saúde irão escolher o plano de tratamento certo para si.

Atualmente, existem dois tipos de linfomas de células B de alto grau (HGBL):

- HGBL com rearranjos de *MYC* e *BCL2* e/ou *BCL6* (HGBL, R)
- HGBL, não especificado (HGBL, NOS)

Com translocações de *MYC* e *BCL2* e/ou *BCL6*

O linfoma de células B de alto grau com translocações de *MYC* e *BCL2* ou *BCL6* é denominado linfoma de duplo golpe (HGBL, DH).

O linfoma de células B de alto grau com translocações de *MYC*, *BCL2* e *BCL6* é denominado linfoma de triplo golpe (HGBL, TH).

As opções de tratamento incluem:

- Ensaio clínico (recomendado)
- ISRT (preferível para doença localizada)
- R-mini-CHOP
- DA-EPOCH-R

Os seguintes regimes são potencialmente tóxicos. O seu estado de desempenho (PS) e outros problemas de saúde serão levados em consideração antes de prescrever o seguinte:

- R-HyperCVAD (rituximab, ciclofosfamida, vincristina, doxorrubicina e dexametasona, que alternam com dose elevada de metotrexato e citarabina)
- R-CODOX-M/R-IVAC (rituximab, ciclofosfamida, vincristina, doxorrubicina e metotrexato, que alternam com rituximab, ifosfamida, etopósido e citarabina)

Relativamente às opções de tratamento de recidiva e doença refratária, consulte o Capítulo 5: Recidiva e doença refratária

Não especificado

Os linfomas de células B de alto grau, não especificados (ou HGBL, NOS) carecem de rearranjos nos genes *MYC* e *BCL2* e/ou *BCL6*. Incluem tumores que não podem ser classificados como outros subtipos de DLBCL bem definidos.

As opções de tratamento incluem:

- Ensaio clínico (recomendado)
- ISRT para doença em estádio inicial
- RCHOP
- R-mini-CHOP
- DA-EPOCH-R

Os seguintes regimes são potencialmente tóxicos. O seu estado de desempenho (PS) e outros problemas de saúde serão levados em consideração antes de prescrever o seguinte:

- R-HyperCVAD (rituximab, ciclofosfamida, vincristina, doxorrubicina e dexametasona, que alternam com dose elevada de metotrexato e citarabina)
- R CODOX-M/R-IVAC (rituximab, ciclofosfamida, vincristina, doxorrubicina e metotrexato, que alternam com rituximab, ifosfamida, etopósido e citarabina)

Relativamente às opções de tratamento de recidiva e doença refratária, consulte o Capítulo 5: Recidiva e doença refratária.

Pontos essenciais

- Os linfomas de células B de alto grau (HGBL) são tumores agressivos, de crescimento rápido.
- O linfoma de células B de alto grau com translocações de *MYC* e *BCL2* ou *BCL6* é denominado linfoma de duplo golpe (HGBL, DH).
- O linfoma de células B de alto grau com translocações de *MYC*, *BCL2* e *BCL6* é denominado linfoma de triplo golpe (HGBL, TH).
- O linfoma de células B de alto grau, não especificado (HGBL, NOS) carece de rearranjos nos genes *MYC* e *BCL2* e/ ou *BCL6*.
- Recomenda-se um ensaio clínico para estes tipos de linfomas difusos de grandes células B. Estão disponíveis outras opções de terapia sistémica.

10

Tomar decisões de tratamento

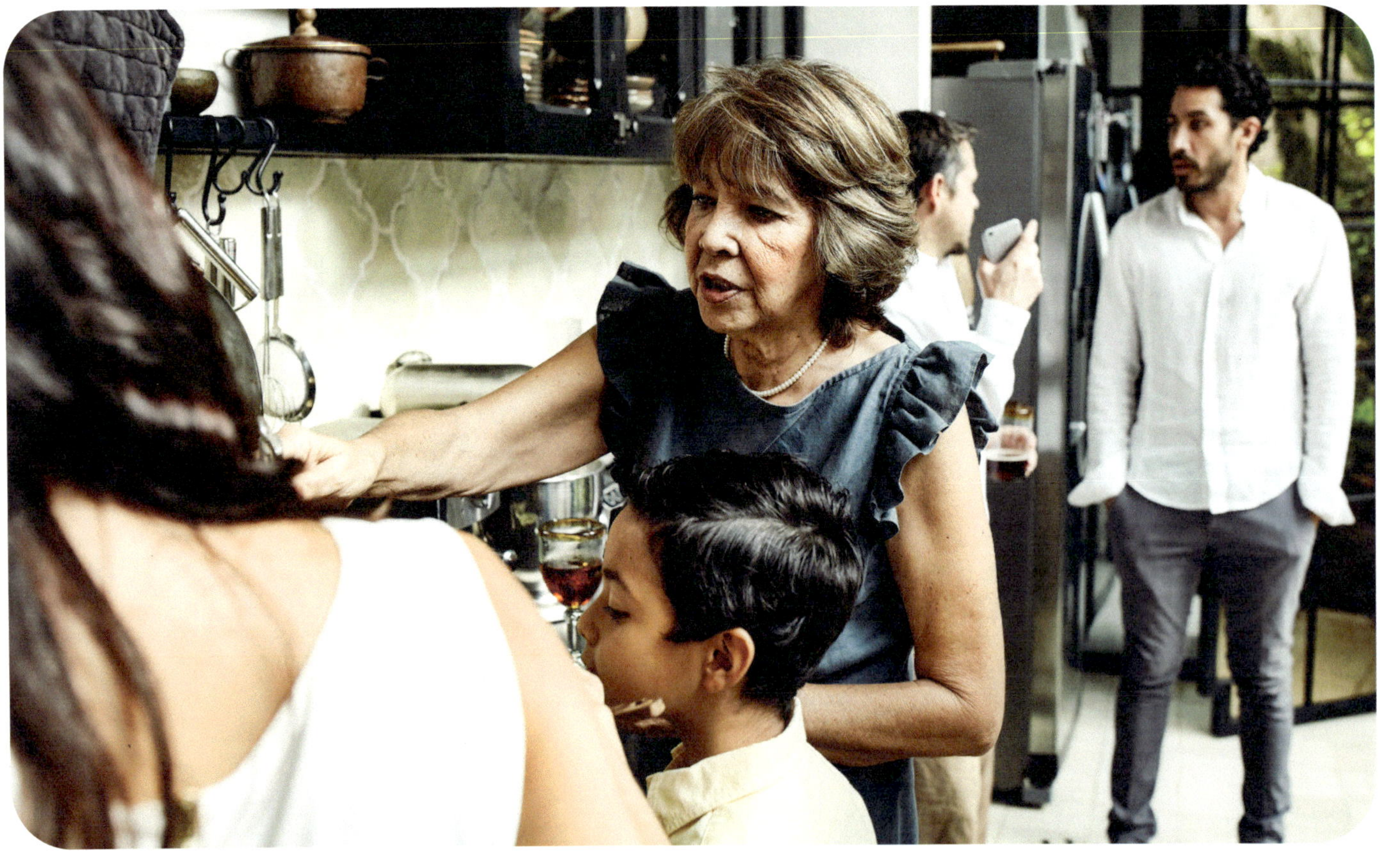

É importante sentir-se confortável com o tratamento que escolher para combater o cancro. Esta escolha começa com uma conversa aberta e honesta com a sua equipa de cuidados de saúde.

A escolha é sua

Na partilha da tomada de decisões, você e os seus médicos partilham informações, discutem as opções e concordam sobre um plano de tratamento. Tudo começa com uma conversa aberta e honesta entre si e o seu médico.

As decisões de tratamento são muito pessoais. O que é importante para si pode não ser importante para outra pessoa.

Alguns aspetos que podem contribuir para a tomada das suas decisões:

- O que quer e como isso pode ser diferente do que o que os outros querem
- As suas crenças religiosas e espirituais
- O que sente sobre determinados tratamentos, como cirurgia ou quimioterapia
- O que sente sobre dor ou efeitos secundários, como náuseas e vómitos
- Custos do tratamento, viagens para centros de tratamento e tempo longe da escola ou do trabalho
- Qualidade e duração de vida
- Quão ativo é e as atividades que são importantes para si

Pense sobre o que espera do tratamento. Discuta abertamente sobre os riscos e os benefícios de tratamentos e procedimentos específicos. Pese as opções e partilhe as preocupações com o seu médico. Se tirar algum tempo para construir uma relação com o seu médico, irá sentir-se mais apoiado no momento de considerar as opções e de tomar decisões de tratamento.

Segunda opinião

É normal que queira iniciar o tratamento logo que possível. Embora o cancro não possa ser ignorado, tem tempo para que outro médico reveja os resultados dos testes e sugira um plano de tratamento. A isto se chama pedir uma segunda opinião e constitui uma parte normal dos cuidados oncológicos. Até mesmo os médicos pedem segundas opiniões!

O que pode fazer para se preparar:

- Consulte a sua seguradora quanto às regras relativamente a segundas opiniões. Pode haver custos não comparticipados relacionados com a consulta de médicos que não façam parte do seu plano de seguro.
- Faça cópias de todos os seus registos e envie-as ao médico que irá consultar para uma segunda opinião.

Grupos de apoio

Muitas pessoas diagnosticadas com cancro acham que os grupos de apoio são úteis. Os grupos de apoio frequentemente incluem pessoas em diferentes estádios do tratamento. Algumas pessoas podem ser recém-diagnosticadas, enquanto outras podem já ter terminado o tratamento. Se o seu hospital ou comunidade não tiver grupos de apoio para pessoas com cancro, consulte os websites indicados neste livro.

Perguntas a colocar

As possíveis perguntas a colocar aos seus médicos são apresentadas nas páginas seguintes. Sinta-se à vontade para utilizar estas perguntas ou para colocar as suas próprias perguntas. Seja claro sobre os seus objetivos de tratamento e saiba o que pode esperar do tratamento.

Perguntas a colocar sobre testes e diagnóstico

1. Qual é o meu subtipo de DLBCL? O que isto significa em termos de prognóstico e opções de tratamento?
2. Que testes preciso de fazer? Que outros testes recomenda?
3. Em quanto tempo saberei os resultados e quem vai explicar-mos?
4. Onde serão realizados os testes? Quanto tempo vão demorar os testes?
5. Existe algum centro oncológico ou hospital perto que seja especializado no meu subtipo de DLBCL?
6. Como me posso preparar para os testes?
7. Vou receber uma cópia do relatório de patologia e dos resultados de outros testes?
8. Quem vai falar comigo sobre os passos seguintes? Quando?
9. Vou iniciar o tratamento antes de chegarem os resultados dos testes?
10. Vou fazer alguma biópsia? Que tipo? O que será feito para que me sinta confortável?
11. Quantas vezes vou ter de fazer análises ao sangue?
12. Quanto tempo vou ter de esperar para receber estes resultados?

Perguntas a colocar à equipa de cuidados de saúde sobre a sua experiência

1. Qual a sua experiência no tratamento de DLBCL?
2. Qual é a experiência de cada membro da sua equipa?
3. Apenas tratam o DLBCL? Que mais tratam?
4. Gostaria de pedir uma segunda opinião. Há alguém que recomende? Quem me pode ajudar a reunir todos os meus registos para pedir uma segunda opinião?
5. Gostaria que outro patologista ou hematopatologista analisasse as minhas amostras de sangue. Há
6. alguém que recomende?
7. Quantos doentes como eu (da mesma idade, género, raça) já tratou?
8. Vai consultar outros especialistas para discutirem os meus cuidados? Quem vai consultar?
9. Quantos procedimentos iguais aos que está a sugerir já fez?
10. Este tratamento constitui uma parte importante da sua formação?
11. Com que frequência se espera uma complicação? Quais são as complicações?
12. Quem vai gerir os meus cuidados diários?

Perguntas a colocar sobre opções

1. O que acontece se não fizer nada?
2. De que forma a minha idade, estado geral de saúde e outros fatores afetam as minhas opções?
3. O que acontece se estiver grávida? O que acontece se tiver planos de engravidar no futuro próximo?
4. Sou candidato para um transplante de células estaminais?
5. Sou candidato para um ensaio clínico? Posso participar num ensaio clínico a qualquer momento?
6. Que opção é comprovadamente mais adequada de acordo com o meu tipo de cancro, idade e outros fatores de risco?
7. Quais são as possíveis complicações e efeitos secundários?
8. Há alguma opção que ofereça um controlo do cancro a longo prazo? Há alguma opção melhor do que a outra? Menos demorada? Menos dispendiosa?
9. Que decisões têm de ser tomadas hoje? Quanto tempo tenho para tomar uma decisão quanto ao tratamento?
10. Há alguém disponível, como um assistente social, que me possa ajudar a decidir?
11. Recomenda algum hospital ou centro oncológico para realizar o tratamento? Posso ir a um hospital fazer radioterapia e a um centro diferente para receber terapia sistémica?

Perguntas a colocar sobre o tratamento

1. Quais são as minhas opções de tratamento? Quais são os benefícios e riscos? Que tratamento recomenda e porquê?

2. A ordem do tratamento faz alguma diferença?

3. Tenho de me deslocar ao hospital ou a outro lugar para receber tratamento? Com que frequência? Quanto tempo demora cada consulta? Vou ter de ficar internado no hospital ou fazer planos de deslocações?

4. Tenho a possibilidade de escolher quando é que o tratamento começa? Posso escolher os dias e as horas do tratamento? Devo levar alguém comigo?

5. Posso interromper o tratamento a qualquer momento? O que acontece se interromper o tratamento?

6. Quanto me vai custar este tratamento? Que custos referentes ao tratamento serão cobertos pelo meu seguro? Existe algum programa que me ajude a pagar o tratamento?

7. Vou ter de faltar ao trabalho ou à escola? Vou poder conduzir? Quando vou poder voltar às minhas atividades normais?

8. Como sabe se o tratamento resultou? Como vou saber?

9. O que pode ser feito para prevenir ou aliviar os efeitos secundários deste tratamento?

10. Este tratamento provoca efeitos secundários que impliquem risco de vida? De que forma vou ser monitorizado?

11. Quais são as probabilidades de o cancro regressar depois deste tratamento? Como será tratado se regressar?

12. Quais são as probabilidades de vir a desenvolver um cancro diferente mais tarde?

Perguntas a colocar sobre a radioterapia

1. Que tipo de radioterapia (RT) vou receber?
2. O que vai definir como alvo?
3. Qual é o objetivo desta RT?
4. Quantas sessões de tratamento vou precisar? Pode fazer um ciclo mais curto de RT?
5. Oferece este tipo de RT aqui? Se não for o caso, pode encaminhar-me para alguém que ofereça?
6. Que efeitos secundários posso esperar da RT?
7. Posso comer ou beber antes da RT?
8. Vão dar-me medicamentos que me ajudem a descontrair durante a RT?
9. O que devo vestir?

Perguntas a colocar sobre a cirurgia

1. O que será removido durante a cirurgia? O que é que isto significa no que toca à minha recuperação?
2. Que tipo de cirurgia vou fazer? Vou fazer mais do que uma cirurgia?
3. O meu cancro envolve veias ou artérias? Como é que isso pode afetar a cirurgia?
4. Quanto tempo vou demorar a recuperar da cirurgia? Quando vou poder voltar ao trabalho?
5. Quanta dor vou ter de suportar? O que será feito para gerir a minha dor?
6. Qual a probabilidade de esta cirurgia reduzir a minha esperança de vida?
7. Que outros efeitos secundários posso esperar da cirurgia? Que complicações podem ocorrer desta cirurgia?
8. Que tratamento vou receber antes, durante ou depois da cirurgia? O que faz este tratamento?

Perguntas a colocar sobre os efeitos secundários

1. Quais são os efeitos secundários do tratamento?
2. Quais são os efeitos secundários do DLBCL?
3. Quanto tempo duram estes efeitos secundários? Algum efeito secundário melhora ou piora ao longo do tempo?
4. A que efeitos secundários devo estar atento? Que efeitos secundários são esperados e quais deles implicam risco de vida?
5. Quando devo ligar ao médico? Posso enviar mensagens de texto? O que devo fazer nos fins de semana e nas horas fora do horário de expediente?
6. Devo dirigir-me a que serviço de urgência? A minha equipa de tratamento poderá comunicar com a equipa do serviço de urgência?
7. Que medicamentos posso tomar para prevenir ou aliviar os efeitos secundários?
8. Vai interromper ou alterar o tratamento se aparecerem efeitos secundários? O que vai procurar?
9. O que posso fazer para atenuar ou prevenir os efeitos secundários? O que vai fazer?
10. Que medicamentos podem agravar os efeitos secundários do tratamento?
11. Que efeitos secundários podem tornar-se permanentes devido ao tratamento?

Perguntas a colocar sobre os ensaios clínicos

1. Que ensaios clínicos estão disponíveis para o meu tipo de cancro?
2. Quais são os tratamentos utilizados no ensaio clínico?
3. O que faz o tratamento?
4. O tratamento já foi utilizado anteriormente? Já foi utilizado para outros tipos de linfoma?
5. Quais são os riscos e benefícios deste tratamento?
6. Que efeitos secundários devo esperar? Como é que os efeitos secundários serão controlados?
7. Durante quanto tempo vou estar no ensaio clínico?
8. Vou poder receber outros tratamentos se este não resultar?
9. Como sabe que o tratamento está a resultar?
10. Vou ter custos com o ensaio clínico? Se for o caso, quanto terei de pagar?
11. Como obtenho informações sobre os ensaios clínicos nos quais posso participar? Existem recursos online que possa pesquisar?

Perguntas a colocar sobre transplantes de células estaminais

1. Que tipo de transplante de células estaminais constitui uma opção para mim?
2. O que preciso de fazer para me preparar?
3. O que vai fazer para se preparar?
4. Quais são os riscos que eu corro e/ou o dador corre?
5. Como é que o transplante irá afetar o meu prognóstico?
6. Como é que um transplante irá afetar a qualidade e a duração da minha vida?
7. O que devo esperar de um transplante de células estaminais do sangue?
8. Espera-se que fique no hospital durante quanto tempo?
9. Como me vou sentir antes, durante e depois do transplante?
10. Este centro fez quantos transplantes de células estaminais para o meu subtipo de DLBCL?
11. Qual é o risco de desenvolver a doença de enxerto contra hospedeiro?

Recursos

American Association for Cancer Research (AACR)
aacr.org

American Cancer Society (ACS)
cancer.org/cancer/non-hodgkin-lymphoma/treating/b-cell-lymphoma.html

Be The Match®
bethematch.org

Blood & Marrow Transplant Information Network (BMT InfoNet)
bmtinfonet.org

CancerCare
cancercare.org/diagnosis/lymphoma

Cancer Support Community
cancersupportcommunity.org/living-cancer

Chemocare
chemocare.com

Leukemia & Lymphoma Society
lls.org/PatientSupport

Lymphoma Research Foundation
lymphoma.org/aboutlymphoma/nhl/dlbcl/

MedlinePlus
medlineplus.gov

MyHealthTeam
mylymphomateam.com

My Survival Story
mysurvivalstory.org

National Bone Marrow Transplant Link
nbmtlink.org

National Cancer Institute (NCI)
cancer.gov/types/lymphoma/patient/adult-nhl-treatment-pdq

National Coalition for Cancer Survivorship
canceradvocacy.org/toolbox

National Financial Resource Directory - Patient Advocate Foundation
patientadvocate.org/explore-our-resources/national-financial-resource-directory/

National Hospice and Palliative Care Organization
nhpco.org/patients-and-caregivers

OncoLink
oncolink.org

Patient Access Network Foundation
panfoundation.org

Radiological Society of North America
radiologyinfo.org

Testing.com
testing.com

Palavras a conhecer

antigénio leucocitário humano (HLA)
Uma proteína celular que permite ao seu corpo distinguir entre as suas próprias células e células estranhas.

aspiração de medula óssea
Um procedimento que remove uma amostra de medula óssea líquida para testar quanto a uma doença.

aspiração por agulha fina (FNA)
Um procedimento que remove amostras de tecido com uma agulha muito fina.

ácido desoxirribonucleico (ADN)
Uma cadeia de substâncias químicas nas células que contém instruções codificadas para a produção e o controlo das células.

biópsia da medula óssea
Um procedimento que remove amostras de osso e medula óssea sólida para testar quanto a uma doença.

biópsia por agulha grossa
Um procedimento que remove amostras de tecido com uma agulha oca. Também denominada biópsia percutânea.

biópsia
Um procedimento que remove amostras de líquido ou tecido para serem testadas quanto a uma doença.

cancro refratário
Um cancro que não melhora com o tratamento.

cariótipo
Teste laboratorial que cria um mapa de cromossomas para detetar malformações.

citogenética
O estudo de cromossomas por meio de um microscópio.

citometria de fluxo
Um teste laboratorial de substâncias na superfície das células para identificar o tipo de células presentes.

contraste
Uma substância inserida no corpo para criar imagens mais nítidas durante os exames imagiológicos.

cromossoma
As estruturas dentro das células que contêm instruções codificadas para o comportamento celular.

cuidados de apoio
Tratamento dos sintomas ou problemas de saúde causados pelo cancro ou pelo tratamento do cancro. Por vezes, também designados por cuidados paliativos ou melhores cuidados de apoio.

diferencial
Um teste laboratorial do número de glóbulos brancos para cada tipo.

efeito secundário
Uma resposta física ou emocional prejudicial ou desagradável ao tratamento.

ensaio clínico
Um tipo de investigação que avalia os testes de saúde ou os tratamentos.

exame imagiológico
Um teste que cria imagens da parte interior do corpo.

gene
Um conjunto de instruções codificadas nas células para produzir novas células e controlar a forma como as células agem.

glóbulo branco
Um tipo de célula sanguínea que ajuda a combater as infeções no corpo. Também denominado leucócito.

glóbulo vermelho
Um tipo de célula sanguínea que transporta oxigénio dos pulmões para o resto do corpo. Também denominado eritrócito.

gânglio linfático
Uma pequena estrutura em forma de feijão que combate as doenças.

hematopatologista
Um médico especializado no estudo de doenças e cancros do sangue através de um microscópio.

hemograma completo (CBC)
Um teste laboratorial que inclui o número de células sanguíneas.

hibridização fluorescente in situ (FISH)
Um teste laboratorial que utiliza corantes especiais para procurar cromossomas e genes anormais.

hibridização in situ (ISH)
Teste laboratorial do número de um gene.

histologia
O estudo de tecidos e células ao microscópio.

imagiologia por ressonância magnética (MRI)
Um exame que utiliza ondas de rádio e ímanes potentes para criar imagens do interior do corpo.

imunofenotipagem
Um teste laboratorial que deteta o tipo de células presentes com base nas proteínas da superfície das células.

imunohistoquímica (IHC)
Um teste laboratorial das células cancerígenas para detetar traços celulares específicos envolvidos no crescimento anormal das células.

indução
O primeiro tratamento administrado para reduzir substancialmente o tamanho do cancro.

lactato desidrogenase (LDH)
Uma proteína no sangue que ajuda a produzir energia nas células.

linfadenopatia
Gânglios linfáticos com tamanho ou consistência anormal.

linfa
Um líquido transparente que contém glóbulos brancos.

linfedema
Inchaço no corpo devido à acumulação de líquido, denominada linfa.

linfoma de alto grau
Um tipo de linfoma que cresce e propaga-se rapidamente e provoca sintomas graves.

linfoma primário do mediastino de grandes células B (PMBL)
Um tipo de DLBCL de crescimento rápido que se desenvolve a partir das células B no mediastino (a área situada atrás do esterno).

linfomas da zona cinzenta
Um tipo de linfoma difuso de grandes células B (DLBCL) com características sobrepostas de linfoma de Hodgkin clássico (CHL) e DLBCL.

linfomas de duplo golpe
Linfomas de células B de alto grau com translocações de MYC e BCL2 ou BCL6.

linfomas de triplo golpe
Linfomas de células B de alto grau com translocações de MYC, BCL2 e BCL6.

medula óssea
O tecido esponjoso presente no centro da maioria dos ossos.

melhores cuidados de apoio
Tratamento para melhorar a qualidade de vida e aliviar o desconforto.

monitorização
Um período de avaliação das alterações no estado do cancro.

morfologia
A ciência da forma e estrutura dos organismos.

mutação
Uma alteração anormal nas instruções das células que visam a produção e o controlo das células.

painel metabólico abrangente (CMP)
Testa até 14 substâncias químicas no sangue.

patologista
Um médico especialista na testagem de células e tecidos para detetar uma doença.

plaqueta
Um tipo de célula sanguínea que ajuda a controlar hemorragias. Também denominada trombócito.

prognóstico
O padrão e resultado de uma doença.

punção lombar (LP)
Um procedimento que remove líquido espinhal com uma agulha. Também denominada punção espinal.

quimioterapia
Medicamentos para o cancro que interrompem o ciclo de vida das células, de forma que as células não se multipliquem.

radioterapia (RT)
Um tratamento que utiliza raios de alta energia.

radioterapia do local envolvido (ISRT)
Utiliza radioterapia para tratar o cancro presente nos gânglios linfáticos ou próximo deles (doença nodal).

reação em cadeia de polimerase (PCR)
Um processo laboratorial em que são feitas cópias de uma parte de ADN.

recidiva
O retorno ou agravamento do cancro após um período de melhoria.

recorrência
O retorno do cancro após um período livre de cancro.

recuperação
Um período sem tratamento que permite às contagens de células sanguíneas voltarem ao normal.

resposta completa
Não existem sinais de linfoma. Também denominada remissão completa.

resposta parcial
O linfoma continua presente, mas reduziu em tamanho.

sangue periférico
Sangue que circula pelo corpo.

sistema imunitário
A defesa natural do corpo contra infeções e doenças.

sistema linfático
Rede de tecidos e órgãos que combatem os germes, que inclui a medula óssea, baço, timo, gânglios linfáticos e vasos linfáticos. Parte do sistema imunitário.

síndrome de lise tumoral (TLS)
Uma doença que surge quando os resíduos libertados pelas células mortas não são rapidamente eliminados do corpo.

teste de biomarcadores
Um teste laboratorial de qualquer molécula no corpo que pode ser medida para avaliar a sua saúde. Também denominado teste molecular.

tomografia computorizada (CT)

Um teste que utiliza raios X de vários ângulos para criar uma imagem do interior do corpo.

tomografia por emissão de positrões (PET)
Um teste que utiliza material radioativo para observar a forma e a função das partes do corpo.

transplante de células estaminais (SCT)
Um tratamento do cancro que substitui as células estaminais do sangue anormais por células saudáveis. Também denominado transplante de células hematopoiéticas (HCT) ou transplante de medula óssea (BMT).

transplante de células estaminais alogénico (alloSCT)
Um tratamento do cancro que substitui as células estaminais do sangue anormais por células saudáveis do dador.

transplante de células estaminais autólogo (autoSCT)
Um tratamento do cancro que destrói a sua medula óssea e depois reconstrói a mesma com as suas células estaminais saudáveis. Também designado por terapia de dose elevada com resgate de células estaminais autólogas (HDT/ASCR).

transplante de células hematopoiéticas (HCT)
Um tratamento do cancro que substitui as células estaminais do sangue anormais por células saudáveis. Também denominado transplante de células estaminais (SCT) ou transplante de medula óssea (BMT).

Colaboradores da NCCN

Este guia para doentes baseia-se nas NCCN Clinical Practice Guidelines in Oncology (NCCN Guidelines®) for B-Cell Lymphomas, Versão 4.2022. Foi adaptado, revisto e publicado com a ajuda das seguintes pessoas:

Dorothy A. Shead, Mestre em Ciências
Diretora Sénior
Operações de Informações aos Doentes

Tanya Fischer, MEd, MSLIS
Escritora de Medicina Sénior

Susan Kidney
Especialista em Design Gráfico Sénior

As NCCN Clinical Practice Guidelines in Oncology (NCCN Guidelines®) for B-Cell Lymphomas, Versão 4.2022 foram desenvolvidas pelos seguintes membros do painel da NCCN:

Andrew D. Zelenetz, Médico, PhD/ Presidente
Memorial Sloan Kettering Cancer Center

Leo I. Gordon, Médico/Vice-Presidente
Robert H. Lurie Comprehensive Cancer Center of Northwestern University

Jeremy S. Abramson, Médico
Massachusetts General Hospital Cancer Center

Ranjana H. Advani, Médica
Stanford Cancer Institute

Nancy L. Bartlett, Médica
Siteman Cancer Center at Barnes-Jewish Hospital and Washington University School of Medicine

L. Elizabeth Budde, Médica, PhD
City of Hope National Medical Center

Paolo F. Caimi, Médico
Case Comprehensive Cancer Center/University Hospitals Seidman Cancer Center and Cleveland Clinic Taussig Cancer Institute

Julie E. Chang, Médica
University of Wisconsin Carbone Cancer Center

Beth Christian, Médica
The Ohio State University Comprehensive Cancer Center - James Cancer Hospital and Solove Research Institute

Sven De Vos, Médico, PhD
UCLA Jonsson Comprehensive Cancer Center

Bhagirathbhai Dholaria, Médico
Vanderbilt-Ingram Cancer Center

Bita Fakhri, Médica
UCSF Helen Diller Family Comprehensive Cancer Center

Luis E. Fayad, Médico
The University of Texas MD Anderson Cancer Center

Thomas M. Habermann, Médico
Mayo Clinic Cancer Center

Muhammad Saad Hamid, Médico
St. Jude Children's Research Hospital/ The University of Tennessee Health Science Center

Francisco Hernandez-Ilizaliturri, Médico
Roswell Park Comprehensive Cancer Center

Boyu Hu, Médico
Huntsman Cancer Institute at the University of Utah

Mark S. Kaminski, Médico
University of Michigan Rogel Cancer Center

Christopher R. Kelsey, Médico
Duke Cancer Institute

Nadia Khan, Médica
Fox Chase Cancer Center

Rebecca King, Médica
Mayo Clinic Cancer Center

Susan Krivacic, Mestre em Assuntos Públicos
Consultant

Ann S. LaCasce, Médica
Dana-Farber/Brigham and Women's Cancer Center

Megan Lim, Médica, PhD
Abramson Cancer Center at the University of Pennsylvania

Mayur Narkhede, Médico
O'Neal Comprehensive Cancer Center at UAB

Rachel Rabinovitch, Médica
University of Colorado Cancer Center

Praveen Ramakrishnan, Médico, Mestre em Ciências
UT Southwestern Simmons Comprehensive Cancer Center

Erin Reid, Médica
UC San Diego Moores Cancer Center

Kenneth B. Roberts, Médico
Yale Cancer Center/Smilow Cancer Hospital

Hayder Saeed, Médico
Moffitt Cancer Center

Stephen D. Smith, Médico
Fred Hutchinson Cancer Research Center/ Seattle Cancer Care Alliance

Jakub Svoboda, Médico
Abramson Cancer Center at the University of Pennsylvania

Lode J. Swinnen, Médico, ChB
The Sidney Kimmel Comprehensive Cancer Center at Johns Hopkins

Joseph Tuscano, Médico
UC Davis Comprehensive Cancer Center

Julie M. Vose, Médica, MBA
Fred & Pamela Buffett Cancer Center

Pessoal da NCCN

Mary Dwyer, Mestre em Ciências

Hema Sundar, PhD

* Fez a revisão deste guia para doentes. Para divulgações, visite NCCN.org/disclosures.

Centros oncológicos da NCCN

Abramson Cancer Center
at the University of Pennsylvania
Filadélfia, Pensilvânia
+1 800.789.7366 • pennmedicine.org/cancer

Case Comprehensive Cancer Center/
University Hospitals Seidman Cancer
Center and Cleveland Clinic Taussig
Cancer Institute
Cleveland, Ohio
+1 800.641.2422 • UH Seidman Cancer Center
uhhospitals.org/services/cancer-services
+1 866.223.8100 • CC Taussig Cancer Institute
my.clevelandclinic.org/departments/cancer
+1 216.844.8797 • Case CCC
case.edu/cancer

City of Hope National Medical Center
Los Angeles, Califórnia
+1 800.826.4673 • cityofhope.org

Dana-Farber/Brigham and Women's
Cancer Center | Massachusetts General
Hospital Cancer Center
Boston, Massachusetts
+1 617.732.5500 • youhaveus.org
+1 617.726.5130
massgeneral.org/cancer-center

Duke Cancer Institute
Durham, Carolina do Norte
+1 888.275.3853 • dukecancerinstitute.org

Fox Chase Cancer Center
Filadélfia, Pensilvânia
+1 888.369.2427 • foxchase.org

Fred & Pamela Buffett Cancer Center
Omaha, Nebrasca
+1 402.559.5600 • unmc.edu/cancercenter

Fred Hutchinson Cancer
Research Center/Seattle
Cancer Care Alliance
Seattle, Washington
+1 206.606.7222 • seattlecca.org
+1 206.667.5000 • fredhutch.org

Huntsman Cancer Institute
at the University of Utah
Salt Lake City, Utah
+1 800.824.2073 • huntsmancancer.org

Indiana University
Melvin and Bren Simon
Comprehensive Cancer Center
Indianapolis, Indiana
+1 888.600.4822 • www.cancer.iu.edu

Mayo Clinic Cancer Center
Phoenix/Scottsdale, Arizona
Jacksonville, Flórida
Rochester, Minnesota
+1 480.301.8000 • Arizona
+1 904.953.0853 • Flórida
+1 507.538.3270 • Minnesota
mayoclinic.org/cancercenter

Memorial Sloan Kettering
Cancer Center
Nova Iorque, Nova Iorque
+1 800.525.2225 • mskcc.org

Moffitt Cancer Center
Tampa, Flórida
+1 888.663.3488 • moffitt.org

O'Neal Comprehensive
Cancer Center at UAB
Birmingham, Alabama
+1 800.822.0933 • uab.edu/onealcancercenter

Robert H. Lurie Comprehensive Cancer
Center of Northwestern University
Chicago, Illinois
+1 866.587.4322 • cancer.northwestern.edu

Roswell Park Comprehensive
Cancer Center
Buffalo, Nova Iorque
+1 877.275.7724 • roswellpark.org

Siteman Cancer Center at Barnes-Jewish
Hospital and Washington
University School of Medicine
St. Louis, Missouri
+1 800.600.3606 • siteman.wustl.edu

St. Jude Children's
Research Hospital/
The University of Tennessee
Health Science Center
Memphis, Tennessee
+1 866.278.5833 • stjude.org
+1 901.448.5500 • uthsc.edu

Stanford Cancer Institute
Stanford, Califórnia
+1 877.668.7535 • cancer.stanford.edu

The Ohio State University
Comprehensive Cancer Center -
James Cancer Hospital and
Solove Research Institute
Columbus, Ohio
+1 800.293.5066 • cancer.osu.edu

The Sidney Kimmel Comprehensive
Cancer Center at Johns Hopkins
Baltimore, Maryland
+1 410.955.8964
www.hopkinskimmelcancercenter.org

The University of Texas
MD Anderson Cancer Center
Houston, Texas
+1 844.269.5922 • mdanderson.org

UC Davis
Comprehensive Cancer Center
Sacramento, Califórnia
+1 916.734.5959 • +1 800.770.9261
health.ucdavis.edu/cancer

UC San Diego Moores Cancer Center
La Jolla, Califórnia
+1 858.822.6100 • cancer.ucsd.edu

UCLA Jonsson
Comprehensive Cancer Center
Los Angeles, Califórnia
+1 310.825.5268 • cancer.ucla.edu

UCSF Helen Diller Family Comprehensive
Cancer Center
San Francisco, Califórnia
+1 800.689.8273 • cancer.ucsf.edu

University of Colorado Cancer Center
Aurora, Colorado
+1 720.848.0300 • coloradocancercenter.org

University of Michigan
Rogel Cancer Center
Ann Arbor, Michigan
+1 800.865.1125 • rogelcancercenter.org

University of Wisconsin
Carbone Cancer Center
Madison, Wisconsin
+1 608.265.1700 • uwhealth.org/cancer

UT Southwestern Simmons
Comprehensive Cancer Center
Dallas, Texas
+1 214.648.3111 • utsouthwestern.edu/simmons

Vanderbilt-Ingram Cancer Center
Nashville, Tennessee
+1 877.936.8422 • vicc.org

Yale Cancer Center/
Smilow Cancer Hospital
New Haven, Connecticut
855.4.SMILOW • yalecancercenter.org

Notas

Índice

Made in the USA
Monee, IL
05 November 2026

67383554R00057